U0255595

医学病例集系列丛书

LINCHUANG JIANYAN BINGLI JINGXUAN

临床检验
病例精选

主编　田虎荣　于　康　赵守勇
　　　张冉冉　于芳沧　姜丽琴

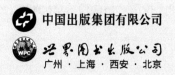

中国出版集团有限公司

世界图书出版公司

广州·上海·西安·北京

图书在版编目（CIP）数据

临床检验病例精选 / 田虎荣等主编 . -- 广州：
世界图书出版广东有限公司，2024. 12. -- ISBN 978-
7-5232-1909-6

Ⅰ. R446.1

中国国家版本馆CIP数据核字第2025L3X360号

书　　名	临床检验病例精选	
	LINCHUANG JIANYAN BINGLI JINGXUAN	
主　　编	田虎荣　于　康　赵守勇　张冉冉　于芳沧　姜丽琴	
责任编辑	刘　旭　曾跃香	
责任技编	刘上锦	
装帧设计	米非米	
出版发行	世界图书出版有限公司　世界图书出版广东有限公司	
地　　址	广州市海珠区新港西路大江冲25号	
邮　　编	510300	
电　　话	（020）84460408	
网　　址	http://www.gdst.com.cn	
邮　　箱	wpc_gdst@163.com	
经　　销	新华书店	
印　　刷	广州小明数码印刷有限公司	
开　　本	787 mm×1 092 mm　1/16	
印　　张	14	
字　　数	506千字	
版　　次	2024年12月第1版　　2024年12月第1次印刷	
国际书号	ISBN 978-7-5232-1909-6	
定　　价	148.00元	

版权所有　翻印必究

（如有印装错误，请与出版社联系）

咨询、投稿：（020）84460408

前 言
Foreword

医学检验是运用现代物理化学方法、手段进行医学诊断的一门学科，主要研究如何通过实验室技术、医疗仪器设备为临床诊断、治疗提供依据。伴随着现代科学技术的发展迅速，一大批新技术、新设备、新方法逐渐被引入临床实验室，增加了更多、更准确的检验项目及方法，将其应用于临床当中，并将现有方法进行完善提高，促进了临床实验室诊断的高准确性和高质量方向的发展，同时也提高了临床检验工作的标准化、规范化、准确化程度。

全书紧密结合我国临床诊疗工作实际和临床检验新进展，内容上强调先进性与实用性，将现代检验医学的新理论、新方法、新技术融入具体检验项目的讲解之中，较为全面地叙述了多种检验项目的操作要点，以及相应的临床诊断意义，展示了当前的检验医学水平。全书内容丰富，结构严谨，层次分明，适合临床检验工作者及其他专业临床医师参阅。

本书在编写过程中，虽然力求做到写作方式和风格上的统一，但由于编者水平有限，错误和疏漏之处在所难免，恳请读者及同行指正，以供今后修订时完善。

编 者

目 录
Contents

病例1　消化道出血 / 001

病例2　消化道穿孔 / 004

病例3　脂肪肝 / 008

病例4　急性肝炎 / 011

病例5　肝恶性肿瘤 / 015

病例6　慢性乙型肝炎 / 021

病例7　肝硬化 / 026

病例8　梗阻性黄疸 / 031

病例9　降结肠恶性肿瘤 / 035

病例10　多发性骨髓瘤 / 039

病例11　骨髓增生异常综合征 / 042

病例12　巨幼细胞贫血 / 045

病例13　再生障碍性贫血 / 049

病例14　缺铁性贫血 / 053

病例15　淋巴瘤 / 056

病例16　急性淋巴细胞白血病 / 060

病例17　慢性白血病 / 063

病例18　血友病 / 066

病例19　特发性血小板减少性紫癜 / 070

病例20　慢性心力衰竭 / 075

病例21　冠心病 / 080

病例22　病毒性心肌炎 / 084

病例23　细菌性心内膜炎 / 088

病例24　肾癌 / 091

病例25　慢性肾炎综合征 / 094

病例26　原发性肾病综合征 / 097

病例27　慢性肾衰竭 / 100

病例28　慢性肾小球肾炎 / 103

病例29　急性肾盂肾炎 / 107

病例30　肾上腺皮质功能亢进 / 110

病例31　糖尿病昏迷合并代谢性酸中毒 / 113

病例32　1型糖尿病性酮症酸中毒 / 117

病例33　2型糖尿病 / 121

病例34　甲状腺功能减退症 / 124

病例35　高脂血症 / 128

病例36　高血压3级 / 131

病例37　肺癌 / 135

病例38　肺脓肿 / 139

病例39　重症肺炎 / 143

病例40　支气管扩张合并感染 / 149

病例41　支气管哮喘 / 154

病例42　化脓性关节炎 / 158

病例43　双侧膝关节骨性关节病 / 161

病例44　强直性脊柱炎 / 165

病例45　细菌性脑膜炎 / 168

病例46　HIV感染 / 172

病例47　梅毒 / 176

病例48　系统性红斑狼疮 / 179

病例49　系统性硬皮病 / 184

病例50　干燥综合征 / 187

病例51　Evans综合征 / 191

病例52　疟疾 / 194

病例53　感染性休克 / 197

病例54　急性化脓性扁桃体炎 / 201

病例55　多囊卵巢综合征 / 204

病例56　卵巢子宫内膜异位囊肿 / 208

病例57　不孕症 / 211

参考文献 / 214

病例 ❶ 消化道出血

一、病例简介

患者，男，71岁，于2022年8月20日入院。

主诉：黑便10 d。

现病史：患者自诉10 d前无明显诱因出现上腹部胀痛不适，伴黑便，呈柏油样，2~3日/次，伴恶心、伴反酸、胃灼热，遂就诊于当地诊所，给予相应治疗后未见好转，上述症状逐渐加重，遂来就诊，门诊查电子胃镜示：胃角溃疡性病变（性质待病检）并出血、慢性萎缩性胃炎。现为进一步诊治以"消化道出血"收入院。此次病程中。患者神志清，精神欠佳，乏力，睡眠及饮食欠佳，大便如上述，小便正常，近期体重未见明显增减。

既往史：高血压史。

个人史：有无旅游史，无重大精神创伤史。

家族史：无高血压、糖尿病等病史。

二、检验结果

C-反应蛋白18.70 mg/L，血清淀粉样蛋白A 32.00 mg/L，淋巴细胞15.80%，淋巴细胞计数0.96，红细胞计数2.51×10^{12}，血红蛋白84.0 g/L，红细胞压积24.8%，RBC血红蛋白含量33.5 PG。总蛋白54.01 g/L，白蛋白31.29 g/L，谷丙转氨酶113.66 IU/L，尿素19.87 mmol/L，血肌酐209.42 μmol/L，尿酸446.42 μmol/L，胱抑素C 8.41 mg/L，氯115.27 mmol/L，二氧化碳19.80 mmol/L。尿潜血定性：阳性2+。尿红细胞总数：9×10^4个/毫升。弥散性血管内凝血：凝血酶原活动

度49.00%，国际标准化比值（INR）1.63，凝血酶原时间19.70 s，活化部分凝血酶时间47.90 s，纤维蛋白原5.83 g/L，纤维蛋白（原）降解产物11.87 μg/L，D-二聚体7.25 μg/L。二氧化碳分压33 mmHg，氧分压63.01 mmHg，钠离子浓度135.00 mmol/L，离子钙浓度0.78 mmol/L，红细胞压积20.0%，葡萄糖浓度5.90 mmol/L，乳酸浓度1.30 mmol/L，实测总血红蛋白7.60 g/dL，还原血红蛋白浓度6.10%，氧饱和度93.80%，标准碱剩余-3.10。

三、诊断

（1）消化道出血。

（2）胃溃疡伴出血。

四、知识扩展

消化道出血是指由于各种原因引起的从口腔至肛门的整个消化道的出血，其中以食管、胃、十二指肠、空肠及胆道的急性上消化道出血多见。在小儿任何年龄均可发生。消化道出血的病因复杂，除了消化道本身疾病外，也可能是全身出血性疾病的局部表现，出血部位可以是上消化道，也可以是下消化道，出血量悬殊，可以是一次大量出血，也可以是慢性小量出血。

一般取决于病变的性质、部位、失血的量与速度及患儿出血前的全身情况。上消化道出血表现为呕血和黑便，下消化道出血表现为便血。吐血与便血是消化道出血的特有症状，呕血是指呕吐鲜血或咖啡残渣样血液。上消化道出血可出现黑便或暗红色血液，小肠出血量多，排出速度较快时，血便可呈暗红色、鲜红色或紫红色，当小肠出血量小时，血液在肠内停留时间较长，也可呈柏油样大便。结肠和直肠出血时，由于血液在肠道内停留时间较短，往往排出较新鲜的血液；上位结肠出血时，血与大便常混杂；乙状结肠和直肠出血时，可有新鲜血液附着于成形的大便表面；血在大便后滴下多见于肛裂、直肠息肉等肛门直肠疾患。急性大量出血时，由于小儿血容量相对较少，故出血后易很快产生血容量减少性周围循环衰竭；出现休克时，表现为烦躁不安、口渴，脉速、血压下降。血蛋白质消化产物在肠道中的吸收易致出血后氮质血症。由于分解产物的吸收，血容量减少，贫血或循环衰竭引起体温调节中枢紊乱，可导致出血后发热。其他伴随症状根据原发病不同而有不同的伴随症状，①伴剧烈腹痛：多见于绞窄性肠梗阻、出血性坏死性小肠炎、过敏性紫癜或肠套叠等；②伴腹部肿物：见于肠套叠、肠结核、肠肿瘤或肠重复畸形等；③伴发热：常见于急性肠道感染、流行性出血热等急性传染病；④腹泻：如急性肠炎、出血性小肠炎等。

血常规与血生化检查：①血红蛋白与红细胞。消化道出血会导致血红蛋白下降和红细胞数量减少，这是判断贫血及出血程度的重要指标。②血尿素氮。消化道出血后，蛋白质消化产物被吸收，导致血中尿素氮浓度升高，称为肠性氮质血症。这一变化有助于确认消化道出血。

呕吐物与粪便检查：①呕吐物潜血试验。明确呕吐物中是否含有血液，是判断上消化道出血的重要依据。②大便潜血试验。阳性结果表示存在消化道出血，可能是上消化道也可能是下消化道。

五、讨论分析

内镜检查的优势与局限：内镜检查能够直观地观察出血部位，并进行相应的治疗，是消化道出血诊断的首选方法。然而，内镜检查受操作者技术水平及患者配合程度的影响，且对部分小肠病变的诊断存在盲区。

实验室检查的辅助作用：实验室检查能够提供患者的基本生理状况，评估出血的严重程度及是否存在活动性出血。大便隐血试验作为初筛手段，可以及时发现少量出血，但需结合其他检查明确病因。

影像学检查的补充诊断：对于内镜检查为阴性的患者，影像学检查可以提供重要的补充信息。X线钡餐造影、血管造影及CT/MRI等检查方法各有其适用范围和优势，应根据患者的具体情况选择合适的检查方法。

病例 ❷ 消化道穿孔

一、病例简介

患者，女，75岁，于2010年4月13日入院。

主诉：腹痛1周，加重1 d。

现病史：患者家属代诉患者1周前无诱因出现腹痛，为钝痛，以中上腹为主，无恶心呕吐，无腹胀、腹泻，无胸痛、胸闷、气短，无发热、寒战等不适，患者未行诊疗，1 d前腹痛症状加重，患者就诊于当地医院，检查提示"消化道穿孔?"，患者家属为进一步治疗入院急诊科。

既往史：患者既往高血压史多年，平素自行口服药物，否认糖尿病史，否认冠心病史，否认肝炎，否认结核，否认禽流感史及接触，无输血史，无药物过敏史，无食物过敏史，否认其他病史，患者家属代诉于2年前曾因胃穿孔行手术治疗，无外伤史，预防接种史不详。

个人史：无害物质接触史，无血吸虫疫水接触史。

家族史：无传染病史。

二、检查结果

总蛋白52.97 g/L，白蛋白29.12 g/L，谷草转氨酶5.08 IU/L，尿素12.06 mmol/L，葡萄糖9.77 mmol/L，估算肾小球滤过率（Cr-CysC）68.60 mL/min。尿蛋白2+，隐血3+，酮体+。白介素-6 1358.42 pg/mL，降钙素原11.840 pg/mL。C-反应蛋白174.39 mg/L，中性粒细胞89.40%，淋巴细胞4.90%，嗜酸性粒细胞0.30%，淋巴细胞计数0.29×10⁹/L，嗜酸细胞计数0.02×10⁹/L，红细胞计数3.39×10¹²/L，血

红蛋白80.0 g/L，红细胞压积26.0%，平均红细胞体积76.7 fl，RBC血红蛋白含量23.6 PG，RBC血红蛋白浓度308 g/L，红细胞分布宽度－CV 17.8%。4月15日凝血酶原活动度55.0%，凝血酶原时间18.30 s，活化部分凝血酶时间42.50 s，纤维蛋白原6.06 g/L，纤维蛋白（原）降解产物13.58 μg/mL，D－二聚体2.73 μg/mL。4月16日凝血酶原活动度56.0%，凝血酶原时间18.20 s，活化部分凝血酶时间47.7 s，纤维蛋白原5.29 g/L，凝血酶时间13.9 s，纤维蛋白（原）降解产物11.97 μg/mL，D－二聚体2.48 μg/mL，抗凝血酶Ⅲ 58.0%。ABO血型（微柱凝集技术）：O型，RH血型（微柱凝集技术）：阳性，不规则抗体（微柱凝集技术）：阴性。

三、诊断

（1）消化道穿孔。

（2）弥漫性腹膜炎。

（3）高血压2级（高危）。

（4）腹腔积液。

（5）脑梗死。

（6）心包积液。

四、知识扩展

消化道穿孔是当前比较危重的疾病，严重的可危及患者生命。消化道穿孔早期发病不明显，后期发病可引发失血性休克。假设救治不及时，患者的病死率将在20.0%以上。

穿孔的患者可能会有不同程度的胸痛或腹痛。侵入性操作或手术突发的严重胸痛或腹痛是消化道穿孔的主要症状。颈部食管穿孔可表现为咽痛或颈部疼痛，并伴有吞咽痛、吞咽困难、颈部压痛或硬结。上腹部穿孔会刺激膈肌，导致肩部疼痛。腹膜后穿孔常导致背痛。服用免疫抑制药或抗炎药患者的炎症反应可能受损，这部分患者疼痛可不明显，甚至不出现疼痛。穿孔后，消化道内容物溢出刺激纵隔或腹膜时，会产生持续性疼痛。当穿孔后形成脓肿或瘘管时，疼痛可减轻。

消化道穿孔导致脓肿形成并不少见，体格检查时可发现腹部肿块。直肠指诊有时可以感觉到穿孔引起的盆腔脓肿。憩室炎是导致腹腔内脓肿形成的最常见病因。瘘管形成可引起"自我引流"，"自我引流"会导致前腹壁出现肿块。

瘘管是两个上皮表面之间形成的异常通道。它可由操作或手术中的肠道损伤、吻合口漏或异物侵蚀引起。瘘管通常与炎性肠道疾病有关，如克罗恩病。穿孔的结肠癌很少出现瘘管侵犯邻近结构及腹壁。发生外瘘的患者术后伤口会突然出现引流液。自发性瘘管患者，引流液则会突然从腹壁或会阴处流出。

脓毒症可以是消化道穿孔的最初表现，但其发病率尚不清楚。有严重内科基础疾病特别是虚弱、老年和免疫抑制的患者，腹膜包裹穿孔能力下降，胃肠内容物自由溢出到腹腔，容易发生腹腔感染和脓毒症。而脓毒症本身又会减少肠壁的灌注，导致胃肠道缺血发生穿孔。合并脓毒症时患者病情危重，可出现发热，也可不出现发热，可有意识改变，伴血流动力学不稳定，还可出现器官功能障碍，包括急性呼吸窘迫综合征、急性肾损伤和弥散性血管内凝血。及时、彻底控制感染灶是治疗消化道穿孔合并脓毒症或腹膜炎最重要的治疗措施。在一项腹腔脓毒症预后生理参数的研究中，3137例患者的住院总死亡率为8.9%，其中恶性肿瘤、严重心血管疾病、严重慢性肾脏疾病、呼吸频率>22次/分、收缩压<100 mmHg、吸室内空气氧饱和度<90%、血小板计数<5000/μL、血乳酸水平>4 mmol/L等10个因素与死亡率相关。

消化道穿孔患者需监测生命体征，彻底检查颈部、胸部和腹部，行直肠指诊。胃肠道穿孔时，生命体征最初可能是正常的，或者仅显示轻微的心动过速或体温过低。随着炎症反应的加重，可能会出现发热及其他脓毒症症状。颈部和胸部的触诊应注意寻找皮下气体的体征，胸部叩诊和听诊应注意寻找胸腔积液的体征。出现纵隔气肿时，可在心尖和胸骨左缘听到心跳收缩期的"嘎吱声"（Hamman征）。30%的胸段食管穿孔患者和65%的颈段食管穿孔患者可出现皮下捻发音。气压伤引起的食管破裂患者可能会合并颜面部肿胀。腹部体检最初也可能相对正常，或仅显示轻微的局部压痛。腹胀可有可无，在小肠梗阻导致的穿孔中较常见。游离腹腔穿孔时，可出现典型局灶性或弥漫性的腹膜炎体征。直肠指诊可能无异常发现，也可有阳性发现，如触及肿块、压痛、触痛等。

血常规是消化道穿孔患者最基本的检查项目之一。通过血常规检查，可以观察到白细胞计数和中性粒细胞比例的显著升高。白细胞计数升高通常反映了机体对感染或炎症的反应，而中性粒细胞比例的升高则进一步提示存在细菌感染。例如，当白细胞计数超过10×10^9/L，中性粒细胞比例超过80%时，往往提示有严重的炎症反应或感染存在。这对判断消化道穿孔的严重程度和选择治疗方案具有重要意义。

生化指标检测主要包括肝功能、肾功能、电解质等项目的检查。这些指标可以反映患者的重要脏器功能状态和体内电解质平衡情况，对评估患者的整体状况和手术风险具有重要参考价值。例如，消化道穿孔患者由于腹腔内感染和炎症反应，常出现低蛋白血症、电解质紊乱等情况。通过生化指标的检测，可以及时发现并纠正这些异常，为手术治疗创造有利条件。

腹腔穿刺液检查是消化道穿孔诊断的重要方法之一。通过腹腔穿刺，可以获取腹腔内的液体进行实验室检查。正常情况下，腹腔内液体应清亮、透明、无异味。而消化道穿孔后，腹腔内液体常混浊、含有大量白细胞和细菌。通过腹腔穿刺液的颜色、透明度、气味以及白细胞计数、细菌培养等检查，可以判断腹腔内感染的程度和性质，为选择抗生素和治疗方案提供依据。

五、讨论分析

消化道穿孔的实验室检验是诊断过程中的重要环节，主要包括血常规、C-反应蛋白等指标的检查。血常规检验可以观察白细胞、中性粒细胞等计数，这些指标的增高往往提示存在感染或炎症，对判断消化道穿孔是否引发腹膜炎等并发症具有重要意义。同时，C-反应蛋白的检测也有助于评估患者的炎症状况，进一步支持诊断。实验室检验结果的准确解读需要结合患者的病史、体格检查以及影像学检查结果，共同构成消化道穿孔诊断的依据，并为后续治疗方案的选择和制定提供重要参考。

病例 ③ 脂肪肝

一、病例简介

患者，男，38岁，于2023年5月2日入院。

主诉：右上腹不适。

现病史：右上腹不适。因体检中B超报告为"脂肪肝"而就医。患者为某公司业务经理，应酬较多：3~4年来经常赴宴就餐，平均每天饮酒2~3两。查体见患者肥胖，肝肋下1 cm可触及，柔软无压痛。HBV血清免疫学检查（−），转氨酶稍高（丙氨酸氨基转移酶80 IU、天门冬氨酸氨基转移酶70 IU）。甘油三酯（TG）2.7 mmol/L、总胆固醇（TC）6.4 mmol/L、血糖5.5 mmol/L。B超报告显示典型肝脂肪性变。

既往史：不详。

个人史：无外地久居史，无疫区长期居住史。生活不规律，每天饮酒。

家族史：家族中否认遗传性疾病及类似病史。

二、检验结果

HBV血清免疫学检查（−），转氨酶稍高（丙氨酸氨基转移酶80 IU、天门冬氨酸氨基转移酶70 IU）。TG 2.7 mmol/L、TC 6.4 mmol/L、血糖5.5 mmol/L。

三、诊断

脂肪肝。

四、知识扩展

脂肪肝是指由于各种原因引起的肝细胞内脂肪堆积过多的病变。脂肪性肝病正严重威胁人的健康，成为仅次于病毒性肝炎的第二大肝病，已被公认为隐蔽性肝硬化的常见原因。脂肪肝是一种常见的临床现象，而非一种独立的疾病。轻者无症状，重者病情凶猛。30%～50%的肥胖症合并脂肪肝。重度肥胖者脂肪肝病变率达61%～94%。对于肥胖型脂肪肝、乙醇型脂肪肝，人们多少都有所了解。然而，对于血脂异常也可引起脂肪肝这一点，知者不多。高血脂增加了肝脏代谢的负担，久而久之影响了肝功能。而肝功能低下又使脂类代谢能力降低，更易导致血脂异常，使脂类大量沉积于肝细胞而形成脂肪肝。糖尿病也是引起脂肪肝的大元凶。这是因为糖尿病患者常常伴有脂类代谢紊乱，体内的葡萄糖和脂肪酸不能被很好地利用，大多数葡萄糖和脂肪酸在肝脏内转变成脂肪而积存下来。有资料显示，糖尿病合并脂肪肝的发病率高达41%。

脂肪肝一般分为酒精性脂肪肝和非酒精性脂肪肝两大类。根据脂肪变性在肝脏累及的范围，又可分为轻、中、重三型，通常脂肪含量在肝脏质量的5%～10%时被视为轻度脂肪肝，在10%～25%为中度脂肪肝，超过25%为重度脂肪肝。脂肪肝的临床表现多样，轻度脂肪肝多无临床症状，患者多于体检时偶然发现。疲乏感是脂肪肝患者最常见的自觉症状，但与组织学损伤的严重程度无相关性。中、重度脂肪肝有类似慢性肝炎的表现，可有食欲不振、疲倦乏力、恶心、呕吐、肝区或右上腹隐痛等。当肝内脂肪沉积过多时，可使肝被膜膨胀、肝韧带牵拉，而引起右上腹剧烈疼痛或压痛、发热、白细胞计数增多，易误诊为急腹症而做剖腹手术。此外，脂肪肝患者也常有舌炎、口角炎、皮肤瘀斑、四肢麻木、四肢感觉异常等末梢神经炎的改变。少数患者也可有消化道出血、牙龈出血、鼻衄等。重度脂肪肝患者可以有腹腔积液和下肢水肿，电解质紊乱如低钠、低钾血症等。脂肪肝表现多样，遇有诊断困难时，可做肝活检确诊。

肝功能检查：①丙氨酸氨基转移酶（ALT）、门冬氨酸氨基转移酶（AST）。这些酶在肝细胞受损时会释放到血液中，因此，其水平升高可能提示肝细胞损伤。在脂肪肝中，这些酶可能轻度至中度升高。②碱性磷酸酶（ALP）、γ-谷氨酰转肽酶（GGT）。这些酶的水平也可能在脂肪肝中升高，但特异性较低。③血清胆红素。脂肪肝患者可能出现胆红素水平异常，但通常不如其他肝病（如胆道梗阻、急性肝炎）显著。

血脂检查：①TC、TG。脂肪肝患者常伴随血脂水平升高，尤其是甘油三酯。②低密度脂蛋白胆固醇（LDL-C）。部分脂肪肝患者可能出现LDL-C水平升高，但并非所有类型脂肪肝均如此。

其他检查：①血糖、尿酸、转铁蛋白、空腹血糖及糖耐量等。这些指标可能有助于评估脂肪肝患者的代谢状态及是否存在其他相关疾病。②肝纤维化指标。如FibroScan（振动控制瞬时弹性成像）可用于评估脂肪肝患者的肝纤维化程度。

五、讨论分析

实验室检查的局限性：实验室检查虽然对脂肪肝的诊断和治疗具有重要意义，但并非万能。部分脂肪肝患者可能无明显实验室检查结果异常，而另一些患者可能因合并其他疾病而出现复杂的实验室检查结果。

个体化治疗的重要性：脂肪肝患者的个体差异较大，治疗方案需要个体化制定。在制定治疗方案时，应充分考虑患者的年龄、性别、病情严重程度及并发症情况等因素。

综合治疗的必要性：脂肪肝的治疗不仅依靠药物治疗，还需要结合饮食调整、运动疗法和生活方式改变等综合措施。这些措施的实施情况也会影响实验室检查结果的变化和治疗效果。

定期监测与随访：对于脂肪肝患者，应定期进行实验室检查以监测病情变化。如发现实验室检查结果持续异常或出现新的并发症，应及时调整治疗方案并加强随访。

病例 **4**　急性肝炎

一、病例简介

患者，男，36岁，于2023年2月26日入院。

主诉：近数天出现全身乏力、低热。

现病史：患者，因近数天出现全身乏力、低热等类似"感冒"症状，并厌油荤，尿色较深而入院。体检未见巩膜黄染，但肝大可触及、有触痛、质地软。

既往史：不详。

个人史：生活习惯良好，否认外地久居史，否认疫区、疫情、疫水接触史，否认牧区、矿山、高氟区、低碘区居住史。

家族史：无家族遗传疾病史。

二、检查结果

丙氨酸氨基转移酶1500 IU/L（正常值＜40 IU/L）；天门冬氨酸氨基转移酶400 IU/L（正常值＜40 IU/L）。入院24 h后患者出现巩膜黄染，血浆总胆红素为154 μmol/L（9.0 mg/dL）。

三、诊断

急性肝炎。

四、知识扩展

急性肝炎主要指的是病程在六个月以下的肝炎，临床上常见的有急性甲型肝炎和急性戊型肝炎，即急性甲肝、戊肝。一般是由于感染，如吃了被甲肝、戊肝病毒污染的海鲜或者蔬菜而致病。还有一种是乙型肝炎，即乙肝，一般是因有不洁的性生活或者是刚好有一些破溃的地方接触了乙肝患者的血液而感染患病。

急性肝炎感染后早期症状：低热、全身疲乏无力、食欲减退，伴有恶心、呕吐、厌油腻、肝区不适及尿黄等症状，休息后不见好转。

急性黄疸型肝炎：①黄疸前期。多缓慢起病，发热轻或多无发热，常出现关节痛、皮疹。常见症状有乏力、食欲减退、厌油腻、恶心、呕吐，有时腹痛、腹泻；本期平均持续5~7 d。②黄疸期。发热消退，自觉症状稍减轻，巩膜及皮肤出现黄疸，数日至3周内达到高峰。尿色深黄可出现一过性粪便变浅。肝区痛、肝大、质较软，有压痛和叩痛；本期持续2~6 d。③恢复期。患者黄疸逐渐减轻、消退，大便颜色恢复正常，皮肤瘙痒消失，食欲好转，体力恢复，消化道症状减轻，黄疸消退，肝功能恢复正常。本期一般为1~2个月。

急性无黄疸型肝炎：此型较多见，症状较轻，全身乏力、食欲减退、恶心、腹胀等症状。体征多见肝大、质较软，有压痛和叩痛。此型肝炎症状轻常被忽视诊断。病程约2~3个月。

因病情的轻重不同，症状或体征的轻重也有所不同。

急性重症型肝炎，又称暴发型肝炎。临床特征为急性起病，10 d内出现意识障碍、出血、黄疸及肝脏缩小。病程不超过3周。暴发型肝炎发病早期临床表现与急性黄疸型肝炎相似，但病情进展迅速，故出现下列症状，应考虑暴发型的诊断。

一是明显的全身中毒症状，随着黄疸进行性加深，患者极度乏力，出现精神萎靡、嗜睡或失眠、性格改变、精神异常、计算力及定向力障碍、扑翼样震颤、意识障碍。

二是严重消化道症状，患者食欲明显减退，甚至厌食、频繁恶心、呕吐、高度腹胀鼓肠。

三是黄疸进行性加重，数日内血清总胆红素升高达171 μmol/L以上，而血清丙氨酸转氨酶下降甚至正常，出现胆酶分离现象。亦有少数病人，病情进展迅速，黄疸尚不明显便出现意识障碍。

四是肝脏或肝浊音进行性缩小，并在发病几天内迅速出现腹腔积液。肝脏CT及B超检查提示有肝萎缩。

出现上述情况，病情十分严重，若不积极治疗，病死率极高。

实验室检查是确诊急性肝炎的关键步骤，它们包括以下几个方面：

血常规：可能显示白细胞总数正常或偏低，嗜酸性粒细胞增多，有时伴随疟原虫感染的迹象。

肝功能测试：包括转氨酶（ALT和AST）、碱性磷酸酶（ALP）、γ-谷氨酰转移酶（GGT）和总胆红素等指标的测定。转氨酶的显著升高是肝细胞损伤的典型标志。

肝脏生化指标检测：反映肝脏功能和胆汁分泌情况。

血清胆红素水平测定：高水平的胆红素可能指示肝炎或其他肝脏疾病。

乙型肝炎病毒标志物检测：包括乙型肝炎表面抗原和乙型肝炎核心抗体等，用以确定乙型肝炎病毒感染的状态。

PCR检测：用于检测丙型肝炎病毒的RNA，以确定丙型肝炎感染。

甲型和戊型肝炎病毒的IgM抗体检测：用于诊断甲型和戊型肝炎的急性感染。

巨细胞病毒及EB病毒的血清学检查：在某些情况下，这些病毒也可能引起肝炎样症状。

支链氨基酸与芳香族氨基酸的比值检测：反映肝实质功能障碍，对判断重症肝炎的预后及考核支链氨基酸的疗效有参考意义。

五、讨论分析

急性肝炎的检验主要是为了判断其病情的轻重、病因以及肝炎的类型，以便进行针对性的治疗。

在进行肝功能检查时，需观察肝脏受损程度，包括血清谷丙转氨酶、胆红素等指标；血清学检查可检测患者体内的病毒特异性标志物，如乙肝五项、丙肝抗体、甲肝抗体、戊肝抗体等，以判断肝炎的类型；血常规、尿常规、肾功能、糖代谢等检查，有助于判断患者的身体健康情况，了解是否存在其他并发症。注意：①空腹检查：在进行肝炎相关检查前，通常需要空腹8～12 h，以确保检测结果准确；②避免饮酒：饮酒会影响肝脏功能，干扰检查结果，因此在检查前应避免饮酒；③注意休息：检查前应注意休息，避免过度劳累和剧烈运动，以免影响肝功能；④告知医生病史：在进行检查前，应告知医生自己的病史，包括是否患有其他疾病、是否正在服用药物等，以便医生做出正确的诊断。

一旦确诊为急性肝炎，应根据病因和病情进行针对性治疗。同时，患者应注意休息、合理饮食、避免饮酒和服用损伤肝脏的药物。对于症状严重或病情复杂的患者，建议及时就医并进行规范治疗。

病例 ❺　肝恶性肿瘤

一、病例简介

患者，男，65岁，于2023年1月20日入院。

主诉：确诊肝细胞肝癌2周。

现病史：患者诉2月前无明显诱因出现上腹部转移性疼痛，无恶心呕吐，无腹泻等不适，2023年9月12日就诊于当地县人民医院，完善相关检查后诊断：乙型病毒性肝炎，肝硬化失代偿期，肝占位，予恩替卡韦口服后出院，为进一步明确肝占位性质，于2023年11月9日就诊于市医院，行上腹部增强CT示：①肝硬化、脾大、门静脉高压；②肝右叶多发异常强化灶，考虑原发性肝癌；③慢性萎缩性胆囊炎，胆囊窝积液；④右肾小囊肿。诊断明确，因床位问题，就诊于当地县人民医院住院治疗，2023年11月15日行肝脏占位穿刺活检，病理诊断示：（肝脏占位穿刺）中分化肝细胞肝癌。免疫组化：CK7（+），CK20（−），CD34血管（+），CK8/18（+），CK19（−），CK（+），Hepatocyte（+），G1ypican3（−），P53（野生型）（−），癌胚抗原（−），EMA（−），ki67阳性细胞数10%。1周前患者上述症状加重，现为求中西医结合治疗，遂就诊，门诊以"肝恶性肿瘤"收住入院。目下症见：患者神志清，精神欠佳，巩膜轻微黄染，上腹部阵发性疼痛，食纳可，夜寐欠佳，小便色黄，大便正常，近期体重无明显变化。

既往史：健康状况中等。患者不存在高血压、冠心病、高脂血症、脑梗死、脑出血、慢性胃炎、慢性胃炎等疾病的病史。无其他传染性疾病病史。是否有疫苗注射史未明。否认外科手术和外伤。否认有输血历史。否认对饮食和药物过敏。辅助系统检查没有异常。

个人史：生活习惯一般，否认外地久居史，否认疫区、疫情、疫水接触史，否认化学性物质、粉尘、放射性物质、有毒物质接触史。

家族史：无类似病史及遗传病史。

二、检验结果

二氧化碳结合力29.3 mmol/L，胱抑素C 1.43 mg/L，β_2-微球蛋白6.46 mg/L，白蛋白38.3 g/L，血球蛋白比值1.08，总胆红素27.02 μmol/L，直接胆红素9.41 μmol/L，丙氨酸氨基转移酶58 IU/L，天门冬氨酸氨基转移酶66 IU/L，谷氨酰基转移酶245 IU/L，碱性磷酸酶288 IU/L，动脉粥样硬化指数0.91，同型半胱氨酸25 μmol/L，血清镁0.74 mmol/L。

三、诊断

（1）肝恶性肿瘤。

（2）肝硬化失代偿期。

（3）乙型病毒性肝炎。

（4）腔隙性脑梗死。

（5）右侧椎动脉狭窄。

四、知识扩展

原发性肝癌是我国常见的恶性肿瘤之一，高发于东南沿海地区。我国肝癌病人的中位年龄为40～50岁，男性比女性多见。其病因和发病机制尚未确定。随着原发性肝癌早期诊断、早期治疗，总体疗效已有明显提高。

肝癌常见症状如下：

肝区疼痛：多为肝癌的首发症状，表现为持续钝痛或胀痛。疼痛是由于癌肿迅速生长使肝包膜被牵拉所致。如肿瘤生长缓慢或位于肝实质深部也可完全无疼痛表现。疼痛部位常与肿瘤位置有关，若肿瘤位于肝右叶疼痛多在右季肋部，肿瘤位于左叶时常表现为上腹痛，有时易误诊为胃部疾患；当肿瘤位于肝右叶膈顶部时，疼痛可牵涉右肩。癌结节破裂出血可致剧烈腹痛和腹膜刺激征，出血量大时可导致休克。

消化道症状：食欲减退、腹胀、恶心、呕吐、腹泻等消化道症状，可由肿瘤压迫、腹腔积液、胃肠道瘀血及肝功能损害而引起。

恶性肿瘤的全身表现：进行性乏力、消瘦、发热、营养不良和恶病质等。

伴癌综合征（paraneoplastic syndrome）：指机体在肝癌组织自身所产生的异位激素或某些活性物质影响下而出现的一组特殊综合征，可与临床表现同时存在，也可先于肝癌症状。以自发性低血糖、红细胞增多症为常见，有时还可伴有高钙血症、高脂血症、类癌综合征、血小板增多、高纤维蛋白原血症等。

肝大：为中晚期肝癌的主要体征，最为常见。多在肋缘下触及，呈局限性隆起，质地坚硬。左叶肝癌则表现为剑突下包块。如肿瘤位于肝实质内，肝表面可光滑，伴或不伴明显压痛。肝右叶膈面肿瘤可使右侧膈肌明显抬高。

脾肿大：常为合并肝硬化所致。肿瘤压迫或门静脉、脾静脉内癌栓也能引起瘀血性脾肿大。

腹腔积液：腹腔积液为草黄色或血性，多数是在肝硬化的基础上合并门静脉或肝静脉癌栓所致。肝癌浸润腹膜也是腹腔积液的常见原因。

黄疸：多为晚期征象，以弥漫型肝癌或胆管细胞癌为常见。癌肿广泛浸润可引起肝细胞性黄疸。当侵犯肝内胆管或肝门淋巴结肿大压迫胆管时，可出现梗阻性胆汁瘀积。

其他：由于肿瘤本身血管丰富，再加上癌肿压迫大血管，故可在肝区出现血管杂音。肝区摩擦音提示肿瘤侵及肝包膜。肝外转移时则有转移部位相应的体征。

肝癌的转移途径及转移灶的临床表现：①肝内转移：肝组织有丰富的血窦，癌细胞有向血窦生长的趋势而且极易侵犯门静脉分支，形成门静脉癌栓，导致肝内播散；一般先在同侧肝叶内播散，之后累及对侧肝叶；进一步发展时癌栓可波及门静脉的主要分支或主干；可引起门静脉高压，并可导致顽固性腹腔积液；

②肝外转移：肝癌细胞通过肝静脉进入体循环转移至全身各部位，最常见转移部位为肺，可引起咳嗽、咯血。此外还可累及肾上腺、骨、脑等器官。骨和脊柱转移时出现局部疼痛和神经受压症状，颅内转移可出现相应的定位症状。淋巴道转移中以肝门淋巴结最常见，此外也可转移至主动脉旁、锁骨上、胰、脾等处淋巴结。肝癌也可直接蔓延，浸润至邻近腹膜及器官组织如膈肌、结肠肝曲和横结肠、胆囊及胃小弯。种植转移发生率较低，若种植于腹膜可形成血性腹腔积液，女性患者尚可种植在卵巢，形成较大肿块。

并发症如下：

肝性脑病：常为终末期肝癌的并发症。常于肝癌进展、肝功能失代偿后发生，消化道出血、大量利尿或高蛋白饮食等是常见的诱因。

上消化道出血：多数因合并肝硬化或及门静脉高压症引起食管或胃底静脉曲张破裂出血。也可因胃肠黏膜糜烂、凝血机制障碍而出血。合并门静脉癌栓可进一步加剧门静脉高压增加上消化道出血的风险。

肝癌结节破裂出血：肝癌组织坏死、液化可致自发破裂或因外力而破裂，约10%肝癌病人发生肝癌结节破裂出血。癌结节破裂可局限于肝包膜下，产生局部疼痛；如包膜下出血快速增多则形成压痛性血肿；也可破入腹腔引起急性腹痛、腹膜刺激征（局部或全腹压痛、反跳痛、腹肌紧张）和血性腹腔积液，大量出血可致休克、死亡。

继发感染：因长期消耗或化疗、放射治疗等，抵抗力减弱，容易并发肺炎、自发性腹膜炎、肠道感染和真菌感染等

实验室检查如下：

肝功能检查：①转氨酶（ALT、AST）：虽然肝恶性肿瘤患者肝功能可能受损，但转氨酶的升高并非特异性表现，且可能因肿瘤压迫胆管导致胆汁瘀积而间接升高；②胆红素：黄疸是肝恶性肿瘤的常见症状，总胆红素和直接胆红素的升高有助于判断黄疸的存在和程度；③白蛋白与球蛋白：肝恶性肿瘤患者可能出现白蛋白降低和球蛋白升高的现象，反映肝脏合成功能和免疫状态的改变。

肿瘤标志物检查：①甲胎蛋白（AFP）：AFP是诊断原发性肝癌的特异性标志

物之一，尤其在肝细胞癌中，AFP的升高具有较高的敏感性。然而，AFP的升高也可能见于其他恶性肿瘤和某些良性肝病；②癌胚抗原（CEA）：虽然CEA在多种恶性肿瘤中均可能升高，但在肝恶性肿瘤中的特异性不高；③其他肿瘤标志物：如糖类抗原19-9（CA19-9）、鳞状细胞癌抗原（SCC）等，也可能在肝恶性肿瘤中升高，但同样缺乏特异性。

病毒指标检测：对于病毒性肝炎相关的肝恶性肿瘤患者，应检测乙型肝炎病毒（HBV）和丙型肝炎病毒（HCV）等指标，以评估病毒感染状态和病情进展程度。

其他实验室检查：①血常规：可了解白细胞计数、淋巴细胞比例等变化，有助于判断感染情况和机体免疫状态；②凝血功能检查：肝恶性肿瘤患者可能出现凝血功能异常，如凝血酶原时间（PT）、活化部分凝血活酶时间（APTT）延长等。

五、讨论分析

部分肝恶性肿瘤患者可能无明显实验室检查结果异常，或与其他疾病存在相似的实验室检查结果。以下是肝恶性肿瘤检验过程中需要注意的几个方面：

甲胎蛋白检测：甲胎蛋白是诊断原发性肝癌的重要血清标志物。若甲胎蛋白浓度持续升高，需高度警惕肝癌的可能。然而，甲胎蛋白升高并非特异性指标，慢性肝炎、肝硬化等活动性肝病也可能导致其升高。因此，需结合其他检查结果进行综合判断。检测过程中，应确保样本采集和处理规范，避免污染和误差。

肿瘤标记物CA19-9检测：CA19-9的升高有助于提示肿瘤的存在，但其特异性较低，慢性肝炎、肝硬化等疾病也可能导致CA19-9升高。因此，CA19-9需与其他检查结果联合分析。

应注意样本的保存和运输条件，确保检测结果准确。

心理问题筛查：肝恶性肿瘤的诊断和治疗过程可能给患者带来较大的心理压力，导致患者出现焦虑、抑郁等心理问题。通过问卷调查、心理量表等工具，筛查患者可能存在的心理问题。

干预策略制定：针对患者存在的心理问题，制定相应的干预策略，如心理疏导、认知行为疗法等。同时，加强与患者家属的沟通，提供心理支持和情感关怀，帮助患者和家属共同应对疾病带来的心理压力。

根据患者的具体情况制定个性化的随访计划，及时发现并处理复发和转移情况。随访过程中，需密切关注患者的病情变化和治疗效果，并根据需要调整治疗方案。

病例 ❻ 慢性乙型肝炎

一、病例简介

患者，男，46岁，于2021年4月20日入院。

主诉：腹胀、食欲缺乏1月余，加重伴皮肤瘙痒、黄染1周。

现病史：患者近1个月无诱因感全身乏力，腹胀明显，伴食欲缺乏；无恶心、呕吐，无腹痛，无发热，无心悸，头痛，近1周无明显诱因出现皮肤瘙痒，皮肤及巩膜发黄，尿色深黄色，无血尿、排尿困难，无呕血、黑便。

既往史：不详。

个人史：生活习惯一般，否认外地久居史，否认疫区、疫情、疫水接触史，否认药物成瘾史。

家族史：无高血压、类似病史。

二、检验结果

生化检查结果见表1-1。

表1-1　生化检查

项目名称	检验结果	单位
总蛋白	50.0	g/L
白蛋白	20.0	g/L
总胆红素	161	μmol/L
直接胆红素	50	μmol/L
总胆汁酸	200.0	μmol/L
谷丙转氨酶	243	IU/L

项目名称	检验结果	单位
天冬氨酸转移酶	386	IU/L
碱性磷酸酶	470	IU/L
γ-谷氨酰转移酶	98	IU/L
乳酸脱氢酶	375	IU/L
前白蛋白	12.0	mg/dL
胆碱酯酶	2880	IU/L
甲胎蛋白	105.00	ng/dL

胸腔积液生化检测结果见表1-2。

表1-2 胸腔积液生化检测

项目名	结果	单位
氯	100.9	mmol/L
葡萄糖	5.68	mmol/L
总蛋白	47.00	g/L
乳酸脱氢酶	230	IU/L
腺苷脱氨酶	9.00	IU/L

三、诊断

（1）慢性乙型肝炎。

（2）肝硬化。

（3）腹腔积液合并感染。

四、知识扩展

慢性乙型肝炎（简称乙肝）是指乙肝病毒检测为阳性，病程超过半年或发病日期不明确而临床有慢性肝炎表现者。临床表现为乏力、畏食、恶心、腹胀、肝区疼痛等症状。肝大，质地为中等硬度，有轻压痛。病情重者可伴有慢性肝病面容、蜘蛛痣、肝掌、脾大，肝功能可异常或持续异常。根据临床表现分为轻度、中度和重度。而慢性乙肝携带是指乙肝病毒检测为阳性，而无慢性肝炎症状，1年内连续随访3次以上血清丙氨酸氨基转移酶和天门冬氨酸氨基转移酶均无异常，且肝组织学检查正常者。

根据世界卫生组织国际癌症研究机构公布的致癌物清单，乙型肝炎病毒（慢性感染）在一类致癌物清单中。本病潜伏期为6周～6个月，一般为3个月。从肝炎病毒入侵到临床出现最初症状以前，这段时期称为潜伏期。潜伏期随病原体的种类、数量、毒力、人体免疫状态而长短不一。

乙肝为全球性传染病，据世界卫生组织报道，全球约20亿人曾感染过HBV，其中3.5亿人为慢性HBV感染者，每年约有100万人死于HBV感染所致的肝衰竭、肝硬化和原发性肝细胞癌（HCC）。乙肝在全球的分布不均匀，按人群HBsAg携带率和抗HBs阳性率的高低，可将各地区划为低流行区（HBsAg携带率＜1%，抗HBs阳性率＜10%）、中流行区（HBsAg携带率1%～5%）和高流行区（HBsAg携带率10%～20%，抗HBs和抗HBe阳性率可达70%或以上）。我国属于高流行区，流行率男性高于女性，农村高于城市，南方高于北方。HBV感染是我国最严重的公共卫生问题之一。

慢性乙型肝炎常见症状如下：

全身表现：患者常感身体乏力，容易疲劳，可伴轻度发热等。失眠、多梦等可能与此有关。

消化道表现：肝炎时，肝功异常，胆汁分泌减少，常出现食欲不振、恶心、厌油、上腹部不适、腹胀等。

黄疸：病情较重时，肝功能受损，胆红素的摄取、结合、分泌、排泄等出现障碍，血液中胆红素浓度增高。胆红素从尿液排出，导致尿液颜色变黄，是黄疸最早的表现。血液中胆红素浓度继续增加，可引起眼睛、皮肤黄染。由于胆汁酸的排出障碍，血液中胆汁酸浓度增高，过多的胆汁酸沉积于皮肤，刺激末梢神经，可引起皮肤瘙痒。

肝区疼痛：慢性乙肝一般没有剧烈的疼痛。部分患者可有右上腹、右季肋部不适、隐痛、压痛或叩击痛。如果肝区疼痛剧烈，还要注意胆道疾病、肝癌、胃肠疾病的可能性，以免误诊。

肝脾大：由于炎症、充血、水肿、胆汁瘀积，患者常有肝大。晚期大量肝细胞被破坏，纤维组织收缩，肝脏可缩小。慢性肝炎早期，脾脏无明显肿大，门静脉高压时，脾脏瘀血，可引起脾大。

肝外表现：慢性乙肝，尤其是肝硬化患者面色黝黑晦暗，称肝病面容。手掌大、小鱼际显著充血，称肝掌。皮肤上一簇呈放射状扩张的形如蜘蛛的毛细血管团，称蜘蛛痣，其他部位也可出现。男性可出现勃起功能障碍，对称或不对称性的乳腺增生、肿痛和乳房发育，偶可误诊为乳腺癌；女性可出现月经失调、闭经、性欲减退等。这可能与肝功能减退，雌激素灭活减少，导致体内雌激素增多有关。

肝纤维化：慢性乙肝炎症长期不愈，反复发作，肝内纤维结缔组织增生，而其降解活性相对或绝对不足，大量细胞外基质沉积下来形成肝纤维化。如果肝纤维化同时伴肝小叶结构的破坏（肝再生结节），则称为肝硬化。临床上难以将两者截然分开，慢性肝病由肝纤维化到肝硬化是一个连续的发展过程。

慢性乙型肝炎的实验室检查如下：

肝功能检查：①谷丙转氨酶（ALT）和谷草转氨酶（AST）：当肝细胞受损时，ALT和AST会释放入血，导致血清中这两种酶的活性增高。慢性乙型肝炎患者ALT和AST常呈轻度到中度升高；②胆红素：慢性乙型肝炎患者可能出现胆红素升高，特别是当病情进展到肝硬化时，总胆红素（TBIL）和直接胆红素（DBIL）均可能显著升高。

白蛋白（ALB）和球蛋白（GLB）：慢性乙型肝炎患者可能出现白蛋白降低和球蛋白升高的现象，导致白/球比（A/G）倒置。

病原学检查：①乙肝表面抗原（HBsAg）：HBsAg是乙肝病毒（HBV）感染的主要标志物，慢性乙型肝炎患者HBsAg常呈阳性；②乙肝e抗原（HBeAg）和乙肝e抗体（抗-HBe）：HBeAg阳性表示病毒复制活跃、传染性强；抗-HBe阳性则表示病毒复制减弱或停止；③乙肝病毒DNA（HBV DNA）：HBV DNA定量检测可用于评估病毒复制水平、传染性及监测药物疗效。

血清学检查：①甲胎蛋白（AFP）：甲胎蛋白是筛查和早期诊断肝细胞癌的常规方法，但在部分慢性乙型肝炎患者中也可能轻度升高；②其他肿瘤标志物：如CA19-9、CEA等，虽然这些标志物在慢性乙型肝炎中的特异性不高，但可作为辅助诊断指标。

血常规和尿常规：慢性乙型肝炎患者可能出现红细胞、白细胞及血小板水平的变化，特别是当病情进展到肝硬化伴脾功能亢进时，可出现"三少"现象（红细胞、白细胞、血小板减少）。慢性乙型肝炎患者的尿胆红素可能呈阴性或阳性反应，少数患者的直接胆红素升高。

五、讨论分析

实验室检验在慢性乙型肝炎的诊断、病情评估及治疗监测中起着至关重要的作用。通过综合应用乙肝标志物检测、乙肝病毒DNA检测、肝功能检查以及其他相关检查手段，可以全面评估患者的乙肝病毒感染状态、肝脏功能及疾病进展。同时，根据患者的具体情况选择合适的检验项目，有助于提高诊断的准确性和治疗的有效性。在临床实践中，我们还需要注意检验结果的解读和综合分析，结合患者的临床表现、病史等信息进行综合判断，以制定个性化的治疗方案。

病例 **7**　肝硬化

一、病例简介

患者，女，82岁，2023年8月14日入院。

主诉：肝占位。

现病史：患者，发现肝占位，无明显恶心、呕吐、腹痛、腹泻、便血、里急后重等不适。

既往史：丙型肝炎，高血压。

个人史：久居住于当地。否认疫区、疫水接触史。否认性病、旅游史。

家族史：否认有家族遗传性、免疫性、精神性疾病。

二、检验结果

免疫检测提示丙肝抗体阳性，甲胎蛋白29.91，总胆汁酸34，丙肝RNA小于$5×10^2$，乙肝DNA小于$1×10^2$，肿瘤异常蛋白TAP 103.26 μm^2，血管内皮生长因子检测84，脂蛋白磷脂酶A 2121.8 ng/mL。

三、诊断

肝硬化。

四、知识扩展

肝硬化是指各种病因引起的肝脏弥漫性损害。肝硬化系常见疾病，临床报道，本病发病率较高，为12%～30.8%。发病年龄以21～50岁为多，男性多见。近年来，由于病毒性肝炎、酗酒等因素，肝硬化的发病率有所增加。西方发达国家以酒精性肝硬化为主，占肝硬化所有患者的2/3以上，我国则以病毒性肝炎为主，其次为血吸虫病。据流行病学调查，80%以上的患者既往有过乙型肝炎病毒感染，约70%的肝硬化患者HBsAg阳性，仅10%～20%的患者与患有酒精性肝炎有关，但有逐渐增加的趋势。在病毒性肝炎中，主要由乙型肝炎（乙肝）和丙型肝炎（丙肝）引起。丁型肝炎病毒（HDV）为缺陷RNA病毒，依附HBV抗原进行复制，故常与乙肝病毒重叠感染。

肝硬化起病一般较缓慢，可能隐伏数年至10余年（平均3～5年）。肝硬化的临床表现与病程和肝脏受损程度有关。代偿期可仅表现为右上腹不适（隐痛）、腹胀、乏力、食欲减退和恶心等消化不良症状。体征也不明显，可有肝脏轻度肿大、肝掌和蜘蛛痣等。发展到晚期肝功能失代偿阶段，由于肝衰竭及门静脉高压症而出现腹腔积液、胸腔积液、水肿、消化道出血、黄疸和肝性脑病等。

肝硬化实验室检查如下：

血常规：肝硬化代偿期多正常，失代偿期有轻重不等的贫血，脾功能亢进时可有全血细胞减少，以血小板（Plt）减少更为显著。

尿液分析：肝硬化代偿期多正常，失代偿期可有少量尿蛋白（PRO）、尿红细胞（RBC）、管型等。尿胆原（URO）增加，黄疸时尿胆红素（BIL）可为阳性。

肝功能：肝硬化代偿期肝功能各项指标多正常或轻度异常。失代偿期谷丙转氨酶（ALT）、谷草转氨酶（AST）有程度不同的升高，以谷丙转氨酶（ALT）升高为主。肝细胞严重受损时谷草转氨酶（AST）/治性凝血时间（ACT）远大于1，对判断预后及疗效观察更有意义。直接胆红素（DBIL）和总胆红素（TBIL）均增高，总胆红素（IBIL）升高不明显。碱性磷酸酶（ALP）轻度升高，绝大多数患者谷氨酰转移酶（GCT）升高，特别是酒精性肝硬化升高更显著。肝硬化失代偿期，前白蛋白（PA）、白蛋白（ALB）明显降低。

肾功能：肝硬化伴肾功能损伤时Cys C首先升高，对早期发现患者肾功能受累极为重要。

肝纤维化标志物检测：可为肝硬化的早期诊断提供较为准确的依据。反映肝纤维的指标有Ⅲ型前胶原（PⅢP）、Ⅳ型胶原（Ⅳ-C）、层粘连蛋白（LN）、透明质酸酶（HA）、组织金属蛋白酶抑制物-1（TIMP-1）、波浪蛋白（UN）、胶原酶及其抑制剂等。IV-C可早期反映基底膜的增生；Ⅲ型前胶原（PⅢP）主要反映肝纤维化的活动性；LN与肝纤维化的程度密切相关，可反映中晚期门静脉高压的情况；TIMP-1、UN主要反映纤维降解能力及状况；HA则是监测抗纤维化药物治疗效果的观察指标。

肝炎病毒抗原抗体检测：HBs-Ag、抗-HCV、抗-HDV、抗-HEV阳性检测是病因诊断的依据。

血清总胆汁酸测定：部分肝硬化代偿期患者血清胆汁酸（TBA）已开始增高，失代偿期明显增高。

丙型肝炎病毒相关多肽抗体：65%的病例丙型肝炎病毒相关多肽抗体（抗GOR）阳性。

蛋白电泳：ALB降低，γ-球蛋白升高，A/C比值降低甚至倒置，其变化幅度与病情的严重程度呈正相关。

凝血系列：失代偿期PT升高，与病情严重程度呈正相关。

血氨：主要用于排除肝性脑病。

甲胎蛋白：20%~40%的患者轻度增高，一般不超过200 µg/L，AFP与ALT的升高呈正相关，下列情况应警惕肝脏恶性病变的可能：ALT正常，而AFP长期增高；AFP明显增高。

免疫球蛋白：IgG、IgA、IgM均可升高，以IgG增高最为明显。

T细胞亚群：失代偿期T淋巴细胞数正常或降低，CD3、CD4，CD8均有降低。

血脂分析：血清总胆固醇（CH）、胆碱酯酶（ChE）降低，提示肝脏已有实质性损害。

肝储备功能试验：肝硬化时吲哚菁绿（ICG）排泄试验显示ICG明显滞留，肝硬化失代偿期利多卡因代谢物（MEGX）的生成在30~40 µg/mL，低于10 µg/mL为肝移植的手术指征。

风湿系列：部分失代偿期患者可出现非特异性自身抗体阳性，如ANA等。

氨基酸检测：血浆支链氨基酸（BCAA）水平下降，而AAA水平升高，BCAA/AAA比值降低。

其他酶类：因腺苷脱氨酶（ADA）分子量较ALT小，当肝细胞轻度受损时ADA比ALT先释放入血，ADA活性升高的阳性率高于ALT；失代偿期ChE明显下降，降低程度与血清蛋白大致平行，如极度下降示预后不良；血清单氨氧化酶（MAO）对肝硬化的早期诊断有一定价值，MAO正常或轻度升高。

腹腔积液常规：多为淡黄色的漏出液，蛋白含量低。并发自发性胸膜炎时腹腔积液混浊，WBC增多，以多核细胞居多，SG在1.017上下，Rivalta试验阳性，少数患者细菌培养阳性。并发结核性腹膜炎时，RBC数多于WBC，WBC以单个核细胞为主。若腹腔积液呈明显血性，应高度怀疑恶变，需及时做细胞学检查。

腹腔积液细菌培养：对疑似胸膜炎有诊断意义。

其他检查：尿17-KS和17-OHCS的排出量明显减少，而雌激素及酚类固醇的排出量高于正常。腹腔积液患者尿钠排出量降低，肝肾综合征时＜10 mmol/L。

五、讨论分析

在肝硬化的诊断和管理中，实验室检验起着至关重要的作用。通过血液和其他体液的生化指标，医生可以评估肝脏功能、监测疾病进程、指导治疗决策以及评估治疗效果。

血液生化指标是肝硬化诊断中的重要组成部分。例如，肝功能测试中的转氨酶（ALT和AST）水平升高通常指示肝细胞损伤。胆红素水平的升高则反映了肝脏排泄胆汁的能力受损。此外，白蛋白水平的降低和凝血酶原时间的延长也是肝硬化的常见生化标志，这些指标反映了肝脏合成蛋白质和凝血因子的能力下降。

肝硬化伴随着肝纤维化的发展，血清中的纤维化指标如胶原、脯氨酰羟化酶和单胺氧化酶等的水平会上升，这些指标有助于评估肝脏的纤维化程度。

免疫学检查在肝硬化的诊断中也很有用，特别是在自身免疫性肝病中。抗核抗体、抗线粒体抗体和抗平滑肌抗体等自身抗体的存在可以帮助识别特定类型的肝病。

近年来，研究者们致力于开发无创诊断模型，以减少对肝穿刺活检这种侵入性检查的依赖。例如，基于弹性超声、血小板计数和乙型肝炎表面抗原（HBsAg）等无创参数的肝硬化诊断模型已经建立，并显示出与病理诊断高度相关的结果。

肝功能检验对肝硬化患者的临床价值分析表明，通过比较肝硬化患者与健康志愿者的肝功能指标，可以有效地评估患者的肝功能状况，并对症状进行分级。治疗前后的肝功能指标比较有助于监测治疗效果。

在讨论肝硬化的检验时，应综合考虑患者的临床症状、病史、实验室检查结果。实验室检验不仅可以提供定量的数据支持诊断，还可以帮助医生了解疾病的活动性和预后。无创诊断模型的建立和验证为肝硬化的诊断提供了新的工具，尤其是在那些不适合进行肝穿刺活检的患者中。

综上所述，肝硬化的检验分析是一个多方面的过程，涉及多种实验室检测和临床评估。通过这些检验，医生可以更准确地诊断和管理肝硬化患者。随着无创诊断技术的发展，未来肝硬化的诊断和监测可能会更加便捷和安全。

病例 ⑧ 梗阻性黄疸

一、病例简介

患者，男，53岁，于2022年4月26日入院。

主诉：皮肤黄染伴瘙痒半个月。

现病史：半个月前患者无明显诱因出现全身皮肤瘙痒，数天后，偶然发现皮肤发黄，伴尿色深，无食欲缺乏、腹痛，无发热。自行服用消炎利胆片及头孢拉定胶囊，黄疸未见消退，并有加重趋势，遂来院就诊。发病以来体重下降3kg。

既往史：既往胆石症史，否认肝炎、结核、胰腺病史，否认药物过敏史。

个人史：生活习惯一般，否认外地久居史，否认疫区、疫情、疫水接触史，否认牧区、矿山、高氟区、低碘区居住史。

家族史：无类似病史及遗传病史。

二、检验结果

生化检查结果见表1-3。

表1-3 生化检查

项目名称	检验结果	单位
谷丙转氨酶	145	IU/L
谷草转氨酶	105	IU/L
总胆红素	80	μmol/L
直接胆红素	68	μmol/L
碱性磷酸酶	355	IU
γ-谷氨酰转肽酶	585	IU/L
葡萄糖	7.80	mmol/L

三、诊断

梗阻性黄疸。

四、知识扩展

梗阻性黄疸又称阻塞性黄疸，是由于各种原因导致胆管梗阻，使胆汁不能正常排泄至肠道而引起的黄疸。梗阻部位可位于肝外胆管或肝内胆管。常有全身皮肤、巩膜黄染，皮肤瘙痒，尿液颜色加深等表现。

黄疸常见的原因：①胆红素来源过多：红细胞破坏增多是造成胆红素来源过多的直接原因；而导致红细胞破坏增多的因素多为溶血，如药物因素（如利巴韦林、磺胺类药物）、误输异型血、严重感染、各种溶血性疾病（如阵发性睡眠性血红蛋白尿）等；这种情况称为溶血性黄疸，其特点是总胆红素升高，以间接胆红素升高为主，间接胆红素与直接胆红素比例升高；②肝脏代谢能力下降：肝脏因炎症坏死、肝细胞数量大幅减少而不足以满足胆红素代谢需要，所引起的黄疸称为肝细胞性黄疸；其特点是直接胆红素和间接胆红素都升高，后者升高更为明显，多伴肝功能明显异常，患者常有乏力、恶心、呕吐、腹胀、食欲缺乏等消化道症状；因肝脏本身有一定的代偿能力，所以肝脏轻度炎症、肝细胞少量坏死一般不影响胆红素代谢，不会有黄疸或仅表现为隐性黄疸，一旦有黄疸出现说明肝细胞损伤严重；胆红素升高是一个蓄积的过程，而转氨酶升高是肝细胞破损后的即时释放，所以血清胆红素与转氨酶升高往往并不同步，血清胆红素升高一般要在血清转氨酶显著升高5~7 d后才会表现出来；③胆汁排泌不畅：肝脏完成胆红素的处理后需通过胆道系统将胆红素排出，因胆道排泄不畅引起的黄疸称为梗阻性黄疸。其特征表现如下：以直接胆红素升高为主，同时伴有碱性磷酸酶、谷氨酰转肽酶显著升高。患者可出现右上腹痛、恶心、呕吐、大便呈陶土色。引起胆道梗阻的常见原因有胆石症、胆管肿瘤、胰头或壶腹部肿瘤。

梗阻性黄疸实验室检查如下：

肝功能检查：是梗阻性黄疸实验室检查的重要组成部分，通过测定血清中胆红素、转氨酶等物质的含量，可以了解肝脏的功能状态及损伤程度。

胆红素检查：①总胆红素（TBIL）：梗阻性黄疸患者血清总胆红素明显升高，常大于34.2 μmol/L，甚至可达数百微摩尔每升；②直接胆红素（DBIL）：直接胆红素升高尤为显著，通常占总胆红素的大部分，直接胆红素/总胆红素比值大于50%；③间接胆红素（IBIL）：虽然间接胆红素也升高，但相对直接胆红素而言，其升高幅度较小。

转氨酶检查：谷丙转氨酶（ALT）和谷草转氨酶（AST）在肝细胞受损时会释放入血，但在梗阻性黄疸中，由于胆汁瘀积导致肝细胞受压而非直接损伤，因此转氨酶的升高可能不如肝细胞性黄疸显著。然而，如果梗阻时间过长，肝细胞因缺血缺氧而发生坏死，转氨酶也可明显升高。

尿常规检查：是梗阻性黄疸的重要辅助检查手段之一。通过检测尿液中胆红素、尿胆原等物质的含量，可以进一步确认黄疸的存在及其类型。

尿胆红素：梗阻性黄疸患者尿胆红素呈强阳性，这是由于血液中结合胆红素升高，通过肾脏排泄至尿液中所致。

胆原：尿胆原在梗阻性黄疸中可能减少或消失，因为结合胆红素无法转化为尿胆原而排出体外。

肿瘤标志物检查：对于怀疑由肿瘤引起的梗阻性黄疸，还应进行肿瘤标志物检查。这些标志物包括甲胎蛋白（AFP）、癌胚抗原（CEA）、CA19-9等。AFP升高常见于原发性肝癌，但在梗阻性黄疸中，如果AFP显著升高，应警惕肝癌或胆管癌的可能性。CEA和CA19-9这两种标志物在多种恶性肿瘤中均可升高，包括胆管癌、胰腺癌等。因此，它们的升高可能提示肿瘤引起的梗阻性黄疸。

其他检查：除了上述检查外，还可根据临床需要选择其他检查项目，如凝血功能检查、血常规检查等。这些检查有助于评估患者的整体健康状况及病情严重程度。

五、讨论分析

实验室检查的局限性：尽管实验室检查在梗阻性黄疸的诊断中具有重要意义，但其也存在一定的局限性。例如，某些患者可能因个体差异或疾病早期而表现出不典型的实验室检查结果，导致诊断困难。此外，实验室检查还需要结合患者的临床表现和影像学检查进行综合判断。

病例 ⑨ 降结肠恶性肿瘤

一、病例简介

患者，男，65岁，于2023年4月20日入院。

主诉：间断腹痛腹胀2年余。

现病史：家属代诉患者2年前进食后出现腹部疼痛，为阵发性胀痛，呈进行性加重，无放射性及刀割样疼痛，伴腹胀，无恶心呕吐，无肛门停止排气排便，无畏寒发热，无腹泻，无尿痛、肉眼血尿，禁食后症状可减轻，自行服用"健胃通便"药物治疗后，症状明显好转；半月前腹痛腹胀症状加重，伴全身乏力，面色苍白，就诊于当地医院，肠镜提示结肠肿物，病检未出；血红蛋白42 g/L，红细胞$2.52×10^{12}$/L；给予输悬浮红细胞300 mL；症状无明显改善，1月前遂就诊入院，完善检查，严重贫血并不完全性肠梗阻，行内镜下肠道支架植入，现为求进一步诊治来，拟"结肠肿物"收入院。发病以来患者神志精神较差，大小便正常。2年体重减轻15 kg。

既往史：平素身体状况一般，规律口服二甲双胍、阿卡波糖，1月前输血，无药物过敏史，无食物过敏史，否认其他病史，1月前行内镜下肠道支架植入无手术史。

个人史：久居住于当地。否认疫区、疫水接触史，否认发病前14天内有病例报告社区的旅行史或居住史，否认发病前14天内与新型冠状病毒感染者（核酸检测阳性者）有接触史，否认发病前14天内曾接触过有来自病例报告社区的发热或呼吸道症状的患者，否认聚集性发病，否认特殊化学品、放射性物质接触史。

家族史：无结核、肝炎等传染病史。

二、检验结果

白介素-6 53.14 pg/mL，降钙素原0.197 ng/mL。血常规：①4月30日：淋巴细胞13.70%，淋巴细胞计数1.06×10^9/L，红细胞计数3.93×10^{12}/L，血红蛋白87.0 g/L，红细胞压积28.8%，平均红细胞体积73.3 fl，血红蛋白含量22.1 PG，血红蛋白浓度302 g/L，红细胞分布宽度-SD 59.80%，红细胞分布宽度-CV 23.1%，血小板计数303×10^9/L，血小板比容0.28；②4月21日：淋巴细胞% 16.50%，淋巴细胞计数0.82×10^9/L，红细胞计数3.39，血红蛋白72.0 g/L，红细胞压积24.8%，平均红细胞体积73.2 fl，RBC血红蛋白含量21.2 PG，RBC血红蛋白浓度290 g/L，红细胞分布宽度-SD 55.60%，红细胞分布宽度-CV 21.5%。肿瘤全项（男）：癌胚抗原172.85 ng/mL，糖类蛋白19-9 48.72 IU/mL，细胞角蛋白19片段测定2.48 ng/mL，糖类抗原CA72-4 10.17 IU/mL，糖类抗原CA50 36.99 IU/mL，糖类抗原CA242 75.50 IU/mL，总蛋白56.92 g/L，白蛋白28.14 g/L，白球比例0.98，谷丙转氨酶5.08 IU/L，谷草转氨酶8.48 IU/L，血肌酐55.72 μmol/L，葡萄糖8.00 mmol/L，钠132.10 mmol/L，钙2.06 mmol/L，活化部分凝血酶时间43.70 s，纤维蛋白原4.63 g/mL，D-二聚体0.65 μg/mL，红细胞计数3.25×1012，血红蛋白66.0 g/L，红细胞压积24.3%，平均红细胞体积74.8 fl，RBC血红蛋白含量20.3 PG，RBC血红蛋白浓度272 g/L，红细胞分布宽度-SD 55.50%，红细胞分布宽度-CV 21.0%，血小板计数323×10^9，血小板比容0.31 fl。

三、诊断

（1）降结肠恶性肿瘤。

（2）结肠造口状态。

（3）液气胸。

（4）盆腔积液。

（5）中度贫血。

（6）低蛋白血症。

（7）肝囊肿。

（8）肺部感染。

（9）心包积液。

（10）前列腺增生。

（11）单纯性肾囊肿。

四、知识扩展

降结肠恶性肿瘤（Rectosigmoid Cancer）是指起源于降结肠部位的恶性肿瘤，它属于结直肠癌的一种类型。结直肠癌是全球范围内常见的恶性肿瘤之一，其发病率和死亡率在不同国家和地区之间存在差异。

结肠癌的患者会出现腹部疼痛的临床表现，而且疼痛的部位一般位于左侧的腹部。除此之外，患者还会出现腹胀、恶心、呕吐、消瘦、乏力、便血，甚至有的患者还会出现排便习惯和排便性状的改变，比如说有的患者会出现大便变细，有的患者会出现腹泻，有的患者还会出现便意频繁。

降结肠恶性肿瘤实验室检查如下：

血常规检查：了解患者是否有贫血、感染或炎症等问题。

尿常规检查：观察尿液中是否有异常成分，了解肿瘤是否侵犯泌尿系统。

大便常规检查及隐血试验：检测粪便中是否有异常成分，判断是否存在消化道出血。

肿瘤标志物检查：检测外周血癌胚抗原（CEA）、CA19-9等，帮助诊断、治疗、评价疗效和随访病情。

肝功能检查：了解患者是否存在癌细胞转移的情况，明确结肠肿瘤的分期。

其他生化检查：包括电解质、肾功能等，评估患者的整体健康状况。

五、讨论分析

首先，血常规检查是降结肠恶性肿瘤诊断的基础之一。虽然降结肠恶性肿瘤本身不一定会直接导致血常规的显著异常，但恶性肿瘤患者常常因为肿瘤消耗、出血或营养状况不佳而出现贫血、白细胞计数异常或血小板计数改变等情况。这些血常规的异常变化可以为我们提供患者全身状况的线索。

其次，生化指标的检查对于评估降结肠恶性肿瘤患者的病情具有重要意义。例如，肝功能指标（如转氨酶、胆红素等）的异常可能提示肿瘤对肝脏的侵犯或转移；肾功能指标（如肌酐、尿素氮等）的异常则可能反映肿瘤对肾脏的影响。此外，电解质、血糖等生化指标的异常也可能与肿瘤患者的全身状况有关。

肿瘤标志物的检测在降结肠恶性肿瘤的诊断和监测中起着关键作用。癌胚抗原（CEA）和糖类抗原（如CA19-9）等肿瘤标志物在降结肠恶性肿瘤患者中常常升高，其水平的变化可以反映肿瘤的负荷和病情的变化。通过定期检测肿瘤标志物，我们可以监测患者的治疗效果和病情进展。

最后，病理学检查是确诊降结肠恶性肿瘤的金标准。通过内镜下的活检或手术切除的肿瘤组织进行病理学检查，可以明确肿瘤的类型、分级和分期，为治疗方案的制定提供重要依据。

综上所述，实验室检查在降结肠恶性肿瘤的诊断、病情评估及治疗监测中发挥着重要作用。通过对血常规、生化指标、肿瘤标志物以及病理学检查的综合分析，我们可以更准确地判断患者的病情，并为其制定个性化的治疗方案。这也提醒我们在临床工作中要充分利用实验室检查手段，提高降结肠恶性肿瘤的诊断准确率和治疗效果。

病例 ⑩　多发性骨髓瘤

一、病例简介

患者，男，60岁，于2023年12月20日入院。

主诉：全身骨痛、多发性骨折1个月。

现病史：该患者1个月前曾因全身骨痛、多发性骨折在当地县医院骨科住院，经骨折部位固定及接骨治疗不见好转而入院。后查体：抬入病房，活动受限，不能行走，轻度贫血貌，浅表淋巴结未及肿大，胸骨无压痛，心、肺听诊无异常。腹软，肝、脾肋下未及。

既往史：不详。

个人史：久住本地，否认吸烟史，否认饮酒史。

家族史：否认家族遗传病史。

二、检验结果

血细胞：白细胞4.6×10^9/L，红细胞3.22×10^{12}/L，血红蛋白80 g/L，血小板30×10^9/L。球蛋白92.9 g/L，免疫球蛋白IgG 62.7 g/L。

骨髓穿刺：骨髓瘤细胞明显增多占67.5%，单核浆细胞占13.41%。

三、诊断

多发性骨髓瘤。

四、知识扩展

多发性骨髓瘤也叫浆细胞骨髓瘤，是一种克隆性浆细胞异常增殖的恶性疾病，在很多国家是血液肿瘤第二位常见恶性肿瘤，与血清和（或）尿M蛋白有关。该疾病临床变化大，可从无症状到极具侵袭性。本病诊断主要指标：①骨髓中浆细胞＞30%；②活组织检查证实为骨髓瘤；③血清中有M蛋白：IgG＞35 g/L，IgA＞20 g/L或尿本周蛋白＞1 g/24 h。次要指标：①骨髓中浆细胞10%~30%；②血清中有M蛋白，但未达到上述标准；③出现溶骨性病变；④其他正常的免疫球蛋白低于正常值的50%。诊断多发性骨髓瘤至少要有一个主要指标和一个次要指标，或者至少包括次要指标①和②在内的三条次要指标。有症状的多发性骨髓瘤最重要的标准是终末器官的损害，包括贫血、高钙血症、溶骨损害、肾功能不全、高黏滞血症、淀粉样变性或者反复感染。

形态学特点：血细胞：血涂片上最显著的特征是红细胞缗钱状排列，与M蛋白的数量和类型有关。有些病例可见到幼粒-幼红细胞性反应。部分多发性骨髓瘤患者血涂片可见数量较少的浆细胞，而浆细胞显著增多可能合并有浆细胞白血病。骨髓：象骨髓涂片中的浆细胞比例变化较大，可以从几乎没有到90%。骨髓瘤的浆细胞变化多样，出现明显异常形态的多为肿瘤性浆细胞，这与反应性浆细胞不同，后者很少出现不成熟和异型性较大的浆细胞。值得注意的是，少数病例的浆细胞比例＜10%，这可能跟骨髓穿刺不理想或者浆细胞在骨髓的局灶性分布有关，而骨髓活检可能会发现更多的浆细胞和局灶性成簇分布。遇到这种情况应尽可能地换部位穿刺，同时结合骨髓活检。肾脏：由于肾小管重吸收本-周（Bence-Jones）蛋白，使其在肾小管基底膜内聚集，导致肾脏受损。骨髓活检：单克隆浆细胞可以呈小簇状，局灶性或弥漫性结节分布。典型的多发性骨髓瘤从早期的间质和局灶性病变发展为弥漫性病变。免疫组织化学在评估骨髓活检中的浆细胞比例、确认单克隆性以及排除其他肿瘤等方面很有用。CD138染色可以对浆细胞进行定量评估，单克隆性可以通过Ig的kappa和lambda轻链的染色来确定。通过异常抗原如CD56和CD117，可以检出肿瘤性浆细胞。

免疫表型：肿瘤性浆细胞具有单型胞浆Ig，常缺乏膜表面Ig，常表达CD38和CD138，与正常浆细胞相比，CD38表达较弱，CD138较强。CD45呈阴性或低表达，95%的病例CD19呈阴性，CD27和CD81经常呈阴性或低表达。CD56在异常浆细胞表达，正常浆细胞少见阳性，因属于黏附因子，浆细胞往往固定在骨髓中，不会向外播散，所以CD56阳性病例一般不会发生浆细胞瘤。仅有15%~20%的多发性骨髓瘤患者表达CD20，且CD20阳性的患者往往伴随t（11；14），这类患者预后较好。而t（11；14）同时CD20阴性的患者预后很差。此外，异常表达的抗原包括CD200、CD28、CD117、CD52、CD10和髓系及单核细胞抗原（偶尔可见）。免疫组化可检测MYC表达的增加，在t（11；14）(q13；q32)(IGH/CCNDI)和部分超二倍体病例中可检测到Cyclin D1表达。

细胞遗传学与分子生物学：细胞遗传学核型分析发现约1/3的骨髓瘤存在异常核型。而免疫荧光原位杂交（FISH）敏感性更高，可达到90%。常有复杂的遗传学异常，也有结构和数量的异常，包括三体性染色体全部或部分染色体缺失和转位。最常见的染色体转位发生在染色体14q32的ICH，55%~70%的骨髓瘤患者会出现这种异常。此外，多发性骨髓瘤病例常发生非超二倍体和超二倍体。

五、讨论分析

在解读多发性骨髓瘤的检验结果时，需要综合考虑各种检查结果。例如：红细胞常呈"缗钱状"排列，血沉明显增快，这主要是由于异常免疫球蛋白的增多影响了红细胞的聚集性。骨髓瘤细胞的出现是诊断的重要依据，若瘤细胞比例超过20%，绝对值大于2×10^9/L，需考虑浆细胞白血病的可能性。骨髓象检查显示异常浆细胞增多，这些浆细胞通常形态异常，大小悬殊，可见双核、三核甚至四核浆细胞。骨髓增生程度不一，但大多数患者表现为增生活跃或明显活跃，浆细胞比例显著增高。

误诊率及诊断要点：由于多发性骨髓瘤临床表现复杂多样，初诊误诊率较高。因此，在诊断时需结合实验室相关指标，如血细胞、骨髓象、生化检验、免疫球蛋白检测及影像学检查，以提高诊断的准确性。

病例 ⑪ 骨髓增生异常综合征

一、病例简介

患者，男性，45岁，于2022年4月9日入院。

主诉：高热，浑身无力，伴双踝关节肿痛。

现病史：患者1年前高热，检查血小板53×10^9/L，1年后再次高热，浑身无力，伴双踝关节肿痛。触诊发现有肝脾、淋巴结肿大并伴有胸骨压痛。

既往史：不详。

个人史：无血吸虫疫水接触史。

家族史：无高血压、心脏病等病史。

二、检验结果

白细胞5.0×10^9/L，红细胞3.02×10^{12}/L，血红蛋白70 g/L，血小板28×10^9/L，红细胞沉降率82 mm/h，网织细胞计数0.002%，血液蛋白倒置总蛋白49.5 g/L，清蛋白20 g/L，球蛋白29.5 g/L。蛋白质（+）、隐血（−）、白细胞酯酶（−），镜检未见异常。骨髓分类见红系增生明显，外周血幼稚细胞易见。粒系增生活跃，未见异形粒系细胞。红系增生明显活跃，红细胞大小不均匀，小部分小红细胞，有11.5%的异性红细胞及红细胞碎片，部分中央淡染区略扩大。

三、诊断

骨髓增生异常综合征。

四、知识扩展

骨髓增生异常综合征（MDS）是一组异质性后天性克隆性恶性疾患。其基本病变是克隆性造血干、祖细胞发育异常，导致无效造血以及恶性转化危险性增高。其基本临床特征是骨髓中造血细胞有发育异常的形态学表现和外周血中三系血细胞减少，以及转变为急性髓系白血病（AML）的危险性很高。本综合征的病因和发病机制尚未被完全阐明。临床上主要以病程进展的阶段作为分型依据。按照国际MDS预后积分系统（IPSS）对MDS进行危度分组，对于评估预后和治疗决策有重要意义。MDS的治疗应个体化地分别决策：早期MDS患者应以提高血细胞数量和保持较好的生活质量为主要目标；晚期患者可考虑采用与AML基本相同的治疗选择。

MDS好发于老年人，男性多于女性。主要表现为难治性慢性进行性血细胞（一系、二系或三系）减少，除贫血外，常易发生出血和感染。部分患者病情较稳定，表现为长期"良性病程"，30%以上的患者在数月、数年或更长时间发展为AML，有些患者虽未发展为白血病，但可因感染、出血而死亡。

血液学检查：血液学检查是MDS初步诊断的重要步骤。血常规检查通常显示一系或多系血细胞减少，包括红细胞、白细胞和血小板。外周血涂片检查可发现原始细胞、幼稚粒细胞和红细胞形态异常。网织红细胞计数和红细胞参数（如MCV、MCH、MCHC）也有助于评估红系病态造血的程度。

骨髓形态学检查：骨髓涂片和活检是MDS诊断的核心。骨髓增生程度、病态造血特征（如粒系、红系和巨核系的形态异常）和原始细胞比例是评估MDS亚型的关键指标。骨髓铁染色可评估铁粒幼细胞增多的情况，有助于诊断难治性贫血伴环状铁粒幼细胞增多（RAS）。

细胞遗传学检查：细胞遗传学异常在MDS患者中很常见，包括染色体数目和结构异常。常见的异常包括5q-、7q-、+8、-7和20q-。荧光原位杂交（FISH）技术可以检测这些异常，以提供更精确的诊断和预后信息。

分子生物学检查：近年来，分子生物学技术在MDS诊断中的应用日益广泛。基因突变分析（如TET2、ASXL1、DNMT3A和SRSF2等）有助于识别MDS相关的分子标志物，为诊断和预后判断提供额外的信息。

五、讨论分析

诊断标准的复杂性：MDS的诊断标准相对复杂，需要综合患者的临床表现、血常规、骨髓穿刺与活检、染色体和基因检测等多方面信息。因此，MDS的诊断应由专业医生进行，以确保准确性。

病程的异质性：MDS是一种异质性疾病，不同患者的病程和临床表现差异较大。因此，在治疗时需要根据患者的具体情况制定个性化治疗方案。

治疗的挑战性：MDS的治疗具有一定的挑战性。目前，除骨髓移植外，还有化疗、抗血管生成药物、造血刺激因子、诱导分化剂等多种治疗方法。然而，由于MDS患者多数年龄较大，且常伴有多种基础疾病，因此治疗时需要权衡利弊，选择最适合患者的治疗方案。

预防与监测：对于MDS的预防，主要是避免接触可能导致造血干细胞损伤的因素，如化学毒物、放射线等。同时，对于有家族史的人群，应进行定期监测和筛查，以便及早发现和治疗MDS。

病例 ⑫　巨幼细胞贫血

一、病例简介

患者，男，57岁，于2014年7月25日入院。

主诉：间断上腹痛1年，消瘦3个月。

现病史：患者间断上腹痛1年，食欲缺乏，体重下降，消瘦3个月。

既往史：8年前因"胃穿孔"行胃全切、食管-空肠吻合。

个人史：生活习惯一般，无外地久居史。

家族史：家族中无类似疾病发生，否认家族遗传史。

二、检验结果

白细胞数2.49×10^9/L，中性粒细胞总数0.55×10^9/L，淋巴细胞总数1.78×10^9/L，血红蛋白65 g/L，网织红细胞计数0.76%，平均红细胞体积132.3 fl，平均红细胞血红蛋白含量46.6 pg，平均红细胞血红蛋白浓度350 g/L，红细胞体积分布宽度27.5%，红细胞体积分布宽度145 fl，血小板109×10^9/L。白细胞减少，偶见中幼粒细胞、晚幼粒细胞，中性粒细胞可见多分叶；红细胞大小不等，大部分胞体大，可见异形红细胞及晚幼红细胞；血小板明显减少，偶见大血小板。增生明显活跃，粒系增生，原粒细胞易见，可见明显巨变、类巨变、分裂象、双杆、多分叶、环形核，胖杆易见（病态造血约20%），红系增生显著，分类以早幼红细胞、中幼红细胞为主，可见巨早红细胞、明显巨变、类巨变、分裂象、H-J小体、2～4核红细胞、花瓣样幼红细胞、点彩晚红细胞（病态造血约占22%），成熟红细胞明显大小不等，部分胞体大，可见异形红细胞，巨核细胞不少，偶见淋巴样小巨核细胞，血小板明显减少，铁染色，外铁（++）；内铁阳性率约占90%，未见环形铁粒幼细胞，碱性磷酸酶染色，阳性率52%，阳性积分68分。

三、诊断

巨幼细胞贫血。

四、知识扩展

巨幼细胞性贫血（megaloblastic anemia）系脱氧核糖核酸（DNA）合成的生物化学障碍及DNA复制速度减缓所致的疾病。影响到骨髓造血细胞——红细胞系、粒细胞系及巨核细胞系而形成贫血，甚至全血细胞减少。骨髓造血细胞的特点是胞核与胞质的发育及成熟不同步，前者较后者迟缓，其结果形成了形态、质和量以及功能均异常的细胞，即细胞的巨幼变（megaloblastic change）。体内其他增生速度快的细胞，如消化道上皮细胞等也可受到侵犯。本病绝大多数是由于叶酸或维生素B_{12}缺乏或者两者均缺乏所致。

一般临床表现：①贫血：贫血起病隐匿，特别是维生素B_{12}缺乏者常需数月。而叶酸由于在体内储存量少，可较快出现缺乏。某些接触氧化亚氮者、ICU或血液透析的患者，以及妊娠妇女可在短期内出现缺乏，临床上一般表现为中度至重度贫血，除贫血的症状如乏力、头晕、活动后气短心悸外，严重贫血者可有轻度黄疸并可同时有白细胞和血小板减少，②胃肠道症状：胃肠道症状表现为反复发作的舌炎，舌面光滑乳突及味觉消失、食欲不振、腹胀、腹泻及便秘偶见；③神经系统症状：维生素B_{12}缺乏特别是恶性贫血的患者常有神经系统症状，主要是由于脊髓后、侧索和周围神经受损所致，表现为乏力手足对称性麻木感觉障碍、下肢步态不稳、行走困难。小儿及老年人常表现为脑神经受损的精神异常、无欲、抑郁、嗜睡或精神错乱。部分巨幼细胞贫血患者的神经系统症状可发生于贫血之前。

上述三组症状在巨幼细胞贫血患者中可同时存在也可单独发生，同时存在时其严重程度也可不一致。

特殊类型临床表现：①热带口炎性腹泻（热带营养性巨幼细胞贫血）：本病病因不清楚。多见于印度东南亚、中美洲以及中东等热带地区的居民和旅游者。临床症状与麦胶肠病相似。血清叶酸及红细胞叶酸水平降低，用叶酸加广谱抗生素治疗能使症状缓解及纠正贫血。缓解后应用小剂量叶酸维持治疗以防止复发；②乳清酸尿症：乳清酸尿症是一种遗传性嘧啶代谢异常的疾病。除有巨幼细胞贫血外尚有智力低下及尿中出现乳清酸结晶。患者的血清叶酸或维生素 B_{12} 的浓度并不低，用叶酸或维生素 B_{12} 治疗无效，用尿嘧啶治疗可纠正贫血；③恶性贫血：恶性贫血是由于胃黏膜萎缩、胃液中缺乏内因子，因而不能吸收维生素 B_{12} 而发生的巨幼细胞贫血，发病机制尚不清楚，似与种族和遗传有关。

血常规检查：①血常规是巨幼细胞贫血的初步筛查手段。患者通常表现为血红蛋白（Hb）和红细胞计数（RBC）降低，平均红细胞体积（MCV）增大，提示大细胞性贫血；②白细胞（WBC）和血小板（PLT）也可能减少，中性粒细胞可能出现分叶过度的现象。

骨髓象检查：①骨髓象检查是确诊巨幼细胞贫血的金标准。通过骨髓穿刺获取骨髓样本，观察骨髓中红系、粒系、巨核系等细胞的形态和数量；②巨幼细胞贫血患者骨髓象通常表现为红系细胞增生活跃，以早及中幼红细胞为主，可见巨幼红细胞，胞体及胞核均增大，核染色质纤细、疏松，着色浅淡。

生化检查：①血清叶酸和维生素 B_{12} 测定：巨幼细胞贫血患者血清叶酸和维生素 B_{12} 水平通常低于正常值。这是诊断本病的重要指标；②血清铁及转铁蛋白饱和度测定：虽然巨幼细胞贫血患者血清铁及转铁蛋白饱和度一般正常或高于正常范围，但这一检查有助于排除缺铁性贫血等其他类型的贫血；③血清胆红素检查：部分患者血清胆红素水平可能略微升高。

其他检查：①胃液分析：多数巨幼细胞贫血患者胃液分泌减少，胃酸浓度降低，胃蛋白酶含量减少或缺乏。这一检查有助于了解患者的胃肠功能状态；②同型半胱氨酸检测：同型半胱氨酸是蛋氨酸代谢的中间产物，其水平升高可间接反映维生素 B_{12} 和/或叶酸缺乏的情况。

五、讨论分析

检验方法的敏感性与特异性：①血常规检查简便易行，但敏感性和特异性相对较低，易受其他因素干扰；②骨髓象检查虽然具有高度的敏感性和特异性，但属于有创检查，存在一定的风险和不适；③生化检查特别是血清叶酸和维生素B_{12}测定，具有较高的特异性，是确诊巨幼细胞贫血的重要依据；④其他检查如胃液分析、同型半胱氨酸检测等，有助于了解患者的病因和病情严重程度，为治疗提供指导。

诊断流程与注意事项：①巨幼细胞贫血的诊断通常需要从血常规检查开始，结合患者的临床表现和病史进行初步判断；②对于疑似巨幼细胞贫血的患者，应进一步进行骨髓象检查和生化检查以确诊；③在进行骨髓穿刺等有创检查时，应确保操作规范，避免感染等并发症的发生；④需要注意的是，巨幼细胞贫血可能与其他类型的贫血并存或相互转化，因此应进行全面检查以排除其他类型的贫血。

误诊与漏诊：①巨幼细胞贫血的误诊和漏诊率较高，这与该病症的异质性、复杂性以及检查手段的限制有关；②为减少误诊和漏诊，应提高检查者的专业水平，优化检查流程，加强不同检查手段之间的协作与互补；③对于疑似巨幼细胞贫血但无法确诊的患者，应进行密切随访观察，必要时进行重复检查或转至上级医院进一步诊治。

病例 ⑬ 再生障碍性贫血

一、病例简介

患者，女性，79岁，于2022年9月20日入院。

主诉：反复发热2月余。

现病史：患者近2月来无明显诱因下反复出现发热，体温最高39.8℃，伴头晕乏力。无头痛，无胸闷胸痛，无咳嗽咳痰，无恶心呕吐，无腹痛腹泻，无呕血黑便，无尿急尿频尿痛，无肉眼血尿，无皮疹，无关节痛。1月前于当地医院就诊，查血白细胞计数4.2×10^9/L，N 72.1%，C-反应蛋白15 mg/L，予克感敏、头孢丙烯口服后缓解。半月前再次在当地医院就诊，查白细胞计数4.95×10^9/L，N 86.7%，C-反应蛋白13.1 mg/L，经复方氨基比林肌注、头孢曲松静滴治疗后热退。3天前，无明显诱因下又出现畏寒发热，体温39.8℃，伴咽痛不适，自行服用克感敏后未完全缓解，今来医院，门诊查C-反应蛋白190.2 mg/L，血常规显示：白细胞计数0.33×10^9/L，Hb 85 g/L，PLT 31×10^9/L，为进一步诊治收治入院。发病以来，精神软，饮食差，夜眠可，二便无异常，体重无明显变化。

既往史：有下肢静脉曲张20多年，曾服用羟苯磺酸钙及中药治疗。否认结核、肝炎等传染病史，否认高血压，糖尿病等病史，否认药物和食物过敏史，无外伤及重大手术史，预防接种史不详。

个人史：无疫区、疫情、疫水接触史，无牧区、矿山、高氟区、低碘区居住史。

家族史：无高血压、糖尿病等病史，无结核、肝炎等传染病史。

二、检验结果

网织红细胞0.10%，白细胞0.48×10⁹/L，中性粒细胞数3.5%，淋巴细胞百分比92.9%，红细胞计数2.77×10¹²/L，血红蛋白86 g/L，血小板28×10⁹/L。Coomb's试验（－）。ABO血型A型。Rh血型（D）(+)。粒红二系增生明显降低，巨核细胞未见，成熟淋巴细胞增生活跃，提示再生障碍性贫血。免疫分型结果显示：骨髓中未见明显幼稚细胞增生（＜5%），可见淋巴细胞增多，占39.6%，粒系增生降低，占36%。骨髓活检：结合骨髓涂片骨髓活检组织像提示增生极度低下。

三、诊断

再生障碍贫血。

四、知识扩展

再生障碍性贫血（aplastic anemia，AA）是指由化学、物理、生物因素或不明原因引起的骨髓造血功能衰竭，以骨髓造血细胞增生减低和外周血全血细胞减少为特征，骨髓无异常细胞浸润和网状纤维增多，临床以贫血、出血、感染为主要表现的疾病。我国每年再生障碍性贫血的发病率为7.4/10万，与日本、韩国等东方国家相似，高于西方国家，患者以青壮年为主，男性多于女性。再生障碍性贫血属于原发性骨髓衰竭性贫血的一种，表现为红髓衰竭，无论是髂骨还是胸骨，粒、红、巨核三系都不同程度减少，淋巴细胞、组织嗜碱性细胞和脂肪细胞相对增多，骨髓小粒空虚。我国以前依据其病情严重程度将再生障碍性贫血分为慢性再生障碍性贫血和急性再生障碍性贫血。慢性再生障碍性贫血病程较长，经适宜的治疗，2/3患者可获得长期缓解或基本治愈，但仍有部分患者迁延不愈。急性再生障碍性贫血则起病急，病情进展迅速，预后凶险，自然病程6个月左右，但近年开展的异基因骨髓移植及免疫抑制疗法已经显著延长了患者的长期生存率。目前国际上将其分为重型再生障碍性贫血及轻型再生障碍性贫血。再生障碍性贫血的预后与病情严重程度及治疗措施密切相关。

急性型再生障碍性贫血：起病急，进展迅速，常以出血和感染、发热为首要及主要表现。病初贫血常不明显，但随着病程发展，呈进行性进展。几乎均有出血倾向，60%以上有内脏出血，主要表现为消化道出血、血尿、眼底出血（常伴有视力障碍）和颅内出血。皮肤、黏膜出血广泛而严重，且不易控制。病程中几乎均有发热，系感染所致，常在口咽部和肛门周围发生坏死性溃疡，从而导致败血症。肺炎也很常见。感染和出血互为因果，使病情日益恶化。

慢性型再生障碍性贫血：起病缓慢，以贫血为首起和主要表现；出血多限于皮肤黏膜，且不严重；可并发感染，但常以呼吸道为主，容易控制。若治疗得当，坚持不懈，不少患者可获得长期缓解以至痊愈，但也有部分患者迁延多年不愈，甚至病程长达数十年，少数到后期进展为重型或极重型再生障碍性贫血。

血常规检查：①血常规是再生障碍性贫血的初步筛查手段。患者通常表现为全血细胞减少，包括红细胞、白细胞和血小板均减少；②血红蛋白降低，平均红细胞体积可能正常或轻度增大；③网织红细胞绝对值降低，淋巴细胞比例相对增高。

外周血涂片检查：①外周血涂片可见红细胞形态基本正常，无明显畸形或多染现象；②无幼红细胞和粒细胞产生，淋巴细胞比例增高。

骨髓穿刺与活检：①骨髓穿刺是确诊再生障碍性贫血的关键检查。通过髂骨、胸骨等部位的骨髓穿刺，观察造血细胞的增生程度以及粒、红细胞形态和阶段百分比；②骨髓活检可见骨髓增生重度减低，造血细胞极少，非造血细胞比例增高，骨髓小粒空虚。

其他检查：①腹部超声检查可观察肝脾是否肿大，再障患者肝脾通常无明显肿大；②体格检查可帮助判断有无贫血，患者皮肤可见不同程度的瘀点、瘀斑，部分还可见牙龈出血、结膜出血等症状；③肝肾功能检查、甲状腺功能检查等可用于鉴别其他疾病；④血清维生素B_{12}、叶酸水平及铁含量测定有助于了解患者是否存在营养缺乏。

五、讨论分析

再生障碍性贫血的诊断通常需要从血常规检查开始，结合患者的临床表现和病史进行初步判断；对于疑似再生障碍性贫血的患者，应进一步进行骨髓穿刺与活检以确诊。在骨髓穿刺时，应选择多个部位进行穿刺，以提高诊断的准确性；在进行骨髓活检等有创检查时，应确保操作规范，避免感染等并发症的发生；需要注意的是，再生障碍性贫血可能与其他类型的贫血并存或相互转化，因此应进行全面检查以排除其他类型的贫血。

准确的检验结果对于制定合理的治疗方案和判断预后具有重要意义。注意：检验前1天应避免食用油腻、高蛋白、辛辣刺激等食物，避免饮酒。晚饭可以正常进行，但晚饭后不宜再喝水、进食，保持空腹状态，以确保检验结果准确。作息也要进行调整，需保持良好的作息习惯，避免熬夜和过度劳累，以确保身体状况稳定，减少检验结果的误差。心态调整：如需进行骨髓穿刺或骨髓活检等有创检查，应保持平和的心态，避免过于紧张或担忧，以免影响检查的顺利进行。

病例 ⑭ 缺铁性贫血

一、病例简介

患者，女性，57岁，于2023年8月24日入院。

主诉：头晕、乏力伴食欲下降5年。

现病史：患者于5年前无明显诱因下出现头晕，乏力，食欲下降，无黑便，无痔疮病史，无呕吐、腹痛，腹胀，无发热，无酱油色尿，无心前区疼痛，无胸闷气促，于当地医院就诊，予以输血治疗（具体诊疗经过不详），自诉输血一年一次，输血后头晕，乏力及食欲下降略有好转。为明确诊断，近日于医院就诊，血常规检查提示贫血，为进一步诊治，门诊拟"贫血待查"收治入院。患者自发病以来，神清，精神可，胃纳欠佳，睡眠可，二便无殊。

既往史：已退休。高血压病史10余年，平素药物控制可。否认酒、烟等嗜好。已绝经，否认既往胃部手术史，否认便血、阴道流血史，平素胃纳欠佳，喜吃素食，无异食癖。

个人史：久住本地，否认吸烟史，否认饮酒史。

家族史：无结核、肝炎等传染病史。

二、检验结果

白细胞计数4.7×10^9/L，PLT 287×10^9 R/L，RBC 3×10^{12}/L，Hb 84 g/L，MCV 73 fl，MCH 21.2 pg，MCHC 290 g/L，RDW 19.8%，Ret 1.7%。

外周血细胞涂片：可见红细胞大小不等，淡染区扩大。

三、诊断

缺铁性贫血。

四、知识扩展

缺铁性贫血（iron deficient anemia，IDA）是机体铁的需要量增加和（或）铁吸收减少，使体内储存铁耗尽，导致合成血红蛋白的铁不足而引起的贫血。缺铁性贫血是临床上最常见的一种贫血，是常见的慢性疾病之一。正常情况下，机体内的铁代谢保持动态平衡，在铁的摄入不足、吸收过少，及失血等情况下，机体出现长期铁的负平衡而导致缺铁。缺铁的原因常分为铁摄入不足和铁丢失过多两大类。铁摄入不足常见原因如下：①膳食中铁不足：常见于营养不良、偏食；②需求量增加：常见于生长较快的婴幼儿，青春期妇女，妇女妊娠期、哺乳期；③吸收障碍：常见于胃炎及胃酸缺乏、胃大部分切除、慢性腹泻、化学药物影响。铁丢失过多常见原因如下：①月经过多、妊娠失血；②泌尿系失血；③各种出血性疾病的出血等。慢性失血是成人铁缺乏最常见的原因，而铁的摄入不足是婴幼儿和妊娠妇女铁缺乏最常见的原因。临床缺铁可分为3个阶段：①储存铁缺乏阶段：当铁缺乏时，最先反映的是储存铁的减少或缺乏，但尚未累及血红蛋白合成用铁，因此，血红蛋白浓度不下降，红系细胞形态也未发生变化；②缺铁性红细胞生成阶段：SI减少，大多不出现血红蛋白浓度降低；③缺铁性贫血阶段：当铁缺乏进一步加剧时，血红蛋白开始受到明显影响，并出现低色素性小红细胞的形态学异常。

缺铁性贫血的临床表现主要由贫血的常见症状、引起缺铁性贫血的基础疾病的临床表现以及缺铁的特殊表现组成。贫血的一般临床表现为头晕、乏力、心悸、记忆力减退等，皮肤和面色苍白是常见的体征。缺铁的表现主要有各种含铁酶活性下降而引起的上皮组织的变化，如口角炎，舌炎、形成镜面舌、舌感觉异常和烧灼感；皮肤干燥，毛发无光泽、易断；指甲无光泽，呈条纹隆起，严重时指甲扁平甚至凹陷形成"反甲"。儿童患者可出现注意力不集中、对感觉刺激反应减弱、生长和行为发育迟缓等表现。而异食癖和精神行为改变是少数儿童缺铁性贫血的典型表现。约10%的缺铁性贫血患者有轻度脾大。

血细胞检查：表现为小细胞低色素性贫血，红细胞平均体积（MCV）、平均血红蛋白量（MCH）、平均血红蛋白浓度（MCHC）均降低，血片中可见红细胞体积小、中央淡染区扩大。

骨髓象检查：骨髓增生活跃，以红系增生为主，幼红细胞体积小、核染色质致密、胞质少，有血红蛋白形成不良的表现。

铁代谢检查：血清铁降低，总铁结合力升高，转铁蛋白饱和度降低，血清铁蛋白低于正常值。

五、讨论分析

首先，血细胞检查是缺铁性贫血诊断的基础。患者通常会出现小细胞低色素性贫血，即红细胞平均体积、平均血红蛋白量以及平均血红蛋白浓度均降低。这一特征性的血细胞改变提示我们患者可能存在铁的缺乏。

其次，骨髓象检查对于确诊缺铁性贫血具有重要意义。在骨髓象中，我们可以观察到红系增生的活跃程度，以及幼红细胞的大小、形态和血红蛋白的形成情况。缺铁性贫血患者的骨髓象通常表现为红系增生活跃，幼红细胞体积小，血红蛋白形成不良。

最后，铁代谢检查是确诊缺铁性贫血的关键。通过检测血清铁、总铁结合力以及转铁蛋白饱和度等指标，我们可以了解患者体内铁的代谢情况。缺铁性贫血患者的铁代谢指标通常表现为血清铁降低，总铁结合力升高，转铁蛋白饱和度降低。

综上所述，实验室检查在缺铁性贫血的诊断过程中发挥着重要作用。通过对血细胞、骨髓象以及铁代谢的综合分析，我们可以更准确地判断患者的病情，并为其制定个性化的治疗方案。同时，这也提醒我们在临床工作中要充分利用实验室检查手段，提高缺铁性贫血的诊断准确率。

病例 ⑮ 淋巴瘤

一、病例简介

患者，女，60岁，于2017年2月19日入院。

主诉：颈部及腹股沟淋巴结无痛性肿大1个月余。

现病史：患者发现颈部及腹股沟淋巴结无痛性肿大1个月余。

既往史：4年前发现"胆结石"，未治疗。

个人史：无烟酒嗜好、毒品及其他嗜好、旅游史等。

家族史：不详。

二、检验结果

血常规示白细胞5.31×10^9/L，淋巴细胞29.2%，血红蛋白130 g/L，血小板计数202×10^9/L；血清乳酸脱氢酶228 IU/L；骨髓细胞学检查（−）；胸部CT示纵隔淋巴结肿大。行左腋下淋巴结穿刺，进行病理检查发现：淋巴结构破坏，代之以弥漫浸润的中等大小的异形淋巴细胞，但未找见典型的R-S细胞，免疫组化染色显示CD20（−）、CD3（+）、CD10（+）、Mun-1（−）、TdT（+）。

三、诊断

淋巴瘤。

四、知识扩展

淋巴瘤是一组起源于淋巴结或其他淋巴组织的恶性肿瘤，组织学可见淋巴细胞和（或）组织细胞的肿瘤性增生。临床表现为无痛性进行性淋巴结肿大，常伴肝脾肿大，晚期有恶病质、发热及贫血。按组织病理学可分为霍奇金病（HD）和非霍奇金淋巴瘤（NHL）。这种疾病在全球范围内有不同的发病率和流行病学特征，受到多种因素的影响，包括遗传、环境、生活方式等。

恶性淋巴瘤是具有相当异质性的一大类肿瘤，虽然好发于淋巴结，但是由于淋巴系统的分布特点，使得淋巴瘤属于全身性疾病，几乎可以侵犯到全身任何组织和器官。因此，恶性淋巴瘤的临床表现既具有一定的共同特点，同时按照不同的病理类型、受侵部位和范围又存在着很大的差异。

淋巴瘤局部表现包括浅表及深部淋巴结肿大，多为无痛性、表面光滑，扪之质韧、饱满、均匀，早期活动，孤立或散在于颈部、腋下、腹股沟等处，晚期则互相融合，与皮肤粘连，不活动，或形成溃疡；咽淋巴环病变口咽、舌根、扁桃体和鼻咽部的黏膜和黏膜下具有丰富的淋巴组织，组成咽淋巴环，又称韦氏环，是恶性淋巴瘤的好发部位；鼻腔病变原发鼻腔的淋巴瘤绝大多数为NHL，主要的病理类型包括鼻腔NK/T细胞淋巴瘤和弥漫大B细胞淋巴瘤；胸部病变纵隔淋巴结是恶性淋巴瘤的好发部位，多见于HL和NHL中的原发纵隔的弥漫大B细胞淋巴瘤和前体T细胞型淋巴瘤。胸部X线片上有圆形或类圆形或分叶状阴影，病变进展可压迫支气管致肺不张，有时肿瘤中央坏死形成空洞。有的肺部病变表现为弥漫性间质性改变，此时临床症状明显，常有咳嗽、咳痰、气短、呼吸困难，继发感染可有发热；恶性淋巴瘤可侵犯心肌和心包，表现为心包积液，淋巴瘤侵犯心肌表现为心肌病变，可有心律不齐、心电图异常等表现。脾是HL最常见的膈下受侵部位。胃肠道则是NHL最常见的结外病变部位。肠系膜、腹膜后及髂窝淋巴结等亦是淋巴瘤常见侵犯部位。恶性淋巴瘤可原发或继发皮肤侵犯，多见于NHL。骨髓恶性淋巴瘤的骨髓侵犯表现为骨髓受侵或合并白血病，多属疾病晚期表现之一，绝大多数为NHL。神经系统表现：如进行性多灶性脑白质病、亚急性坏死性脊髓病、感觉或运动性周围神经病变以及多发性肌病等其他表现。恶性淋巴瘤还可以原发或继发于脑、硬脊膜外、睾丸、卵巢、阴道、宫颈、乳腺、甲状腺、肾上腺、眼眶球后组织、喉、骨骼及肌肉软组织等，临床表现复杂多样，应注意鉴别。

全身表现包括：①全身症状：恶性淋巴瘤在发现淋巴结肿大前或同时可出现发热、瘙痒、盗汗及消瘦等全身症状；②免疫、血液系统表现：恶性淋巴瘤诊断时10%~20%可有贫血，部分患者可有白细胞计数、血小板增多，血沉增快，个别患者可有类白血病反应，中性粒细胞明显增多。乳酸脱氢酶的升高与肿瘤负荷有关。部分患者，尤其晚期病人表现为免疫功能异常，在B细胞NHL中，部分患者的血清中可以检测到单克隆免疫球蛋白；③皮肤病变：恶性淋巴瘤患者可有一系列非特异性皮肤表现，皮肤损害呈多形性，红斑、水疱、糜烂等，晚期恶性淋巴瘤患者免疫状况低下，皮肤感染常经久破溃、渗液，形成全身性散在的皮肤增厚、脱屑。

血液学检查：血液学检查是淋巴瘤初步筛查的重要手段。通过血常规检查可以发现白细胞、血小板等指标的异常。此外，血清乳酸脱氢酶（LDH）和β_2-微球蛋白的水平在淋巴瘤患者中常升高，这些指标对疾病分期和预后判断具有一定意义。

病理检查：病理检查是确诊淋巴瘤的金标准。通过淋巴结活检或细针穿刺活检，获取病变组织进行病理学检查，可以明确淋巴瘤的类型和分级。免疫组化染色和流式细胞学检查可以帮助进一步鉴别淋巴瘤的亚型。

骨髓检查：骨髓检查也是淋巴瘤诊断的重要环节。骨髓涂片和骨髓活检可以发现骨髓中是否有淋巴瘤细胞浸润，这对于判断疾病分期和预后具有重要意义。此外，流式细胞学检查可以检测骨髓中异常淋巴细胞的比例和表型。

血清肿瘤标志物检测：血清肿瘤标志物检测可以为淋巴瘤的诊断和预后判断提供辅助信息。肿瘤相关物质（TSGF）是一种广谱的恶性肿瘤标志物，在恶性淋巴瘤患者中常升高。研究表明，TSGF水平的变化与淋巴瘤的治疗效果和复发情况密切相关。

四、讨论分析

首先，血常规检查是淋巴瘤诊断的基础。通过观察白细胞、红细胞、血小板等指标的变化，医生可以初步判断患者是否存在血液系统的异常。特别是嗜酸性粒细胞的增多，往往是淋巴瘤的一个重要信号。

其次，血生化检查和病毒检测为淋巴瘤的诊断提供了更深入的线索。肝、肾功能的评估，电解质和尿酸的检测，以及乳酸脱氢酶的水平，都能帮助医生更全面地了解患者的病情。同时，病毒检测能够排除或确认某些与淋巴瘤相关的病毒感染，如乙肝、丙肝和EB病毒等。

此外，骨髓检查在淋巴瘤的诊断中也具有重要地位。通过骨髓穿刺活检，医生可以判断骨髓是否被淋巴瘤侵犯，这对于淋巴瘤的分期和治疗方案的选择具有重要意义。

病例 ⑯ 急性淋巴细胞白血病

一、病例简介

患者，男，3岁，于2016年7月25日入院。

主诉：面色苍白半月余。

现病史：患儿半月余前发现面色苍白，伴乏力，有腹胀，无黄疸，无咳嗽，无发热，无呼吸困难，无气促发绀，无腹泻及呕吐，精神可，二便正常。现家属要求来院进一步检查。

既往史：无特殊。否认 G_6PD 缺陷史。

个人史：否认化学性物质、粉尘、放射性物质、有毒物质接触史。

家族史：无高血压、结核史。

二、检验结果

白细胞计数 3.43×10^9/L。红细胞计数 1.10×10^{12}/L。血红蛋白32 g/L。红细胞比容10.90%。红细胞平均容积99.1 fl。平均红细胞血红蛋白29.1 pg。平均细胞血红蛋白浓度294 g/L。血小板计数 32×10^9/L。中性粒细胞百分数15.10%。淋巴细胞百分数70.30%。单核细胞百分数14.30%。嗜酸性粒细胞百分数0%。嗜酸性粒细胞百分数0.30%。中性粒细胞绝对值 0.52×10^9/L。淋巴细胞绝对值 2.41×10^9/L。单核细胞绝对值 0.49×10^9/L。嗜酸性粒细胞数绝对值 0×10^9/L。嗜碱性粒细胞绝对值 0.01×10^9/L。细胞分布宽度变异系数19.4%。红细胞分布宽度标准差65.9 fl。血小板平均体积12.6 fl。血小板分布宽度18.6 fl。血小板压积0.04%。

三、诊断

（1）急性淋巴细胞白血病。

（2）贫血。

四、知识扩展

急性淋巴细胞白血病（acute lymphoblastic leukemia，ALL）是一种起源于B系或T系淋巴祖细胞的肿瘤性疾病，异常增生的原始细胞可浸润到各组织和器官，从而引起一系列的临床表现。随着对ALL的深入认识，人们发现不管是临床、免疫学及遗传学特征还是治疗效果各方面均显示ALL是一种异质性的疾病，需要根据危险度分层治疗。目前ALL的治疗取得了很大的进展，儿童ALL的治愈率接近90%，成人为40%。随着基因组水平检测技术的发展，ALL发生及发展相关的遗传学机制不断被揭示，从而发现了很多新的治疗靶点，为ALL的精准治疗提供了科学依据。

ALL患者的临床表现主要与白血病细胞异常增生导致骨髓抑制和浸润各组织器官有关。骨髓抑制相关的表现：①贫血表现为面色苍白、乏力、易疲劳、心悸、头晕等；②发热热型不定，发热原因是肿瘤性发热或继发感染；③出血多以皮肤黏膜出血为主，少数也可出现消化道出血、血尿甚至危及生命的中枢神经系统出血等。器官组织浸润表现：①淋巴结、肝脾肿大见于半数以上的ALL患者。极少数患者初诊时肝脏B超提示团块影，化疗后消失；②骨及关节痛在儿童ALL中更多见，常以骨痛起病，甚至出现跛行步态、病理性骨折、脊椎椎体压缩性改变。30%～50%表现出胸骨中下段压痛，此表现具有较强的特异性。该症状主要是由髓腔扩张及骨坏死等引起，化疗后即可缓解；③中枢神经系统白血病儿童患者多于成人。白血病细胞可浸润脑膜和（或）脑实质而引起相应症状，如颅内压增高、头痛、呕吐、惊厥、昏迷、颅神经损害、精神失常等；④睾丸白血病在儿童ALL中更多见，其中25%的男孩有隐匿性睾丸白血病，表现为睾丸无痛性肿大；⑤其他器官如心脏、肾脏、皮肤等也可受浸润而出现相应症状。

血常规检查：观察全血细胞计数，评估贫血、白细胞减少和血小板减少情况，是诊断的基本表现。

骨髓象检查：通过骨髓穿刺涂片，观察细胞形态学异常，如病态造血表现，以及原始细胞比例，是诊断的核心手段。

细胞遗传学检查：分析染色体核型，检测有无特异性染色体改变，对预测预后有重要意义。

生化免疫学检查：检测相关生物标志物水平，反映骨髓造血功能状态，以及疾病进展和治疗效果。

五、讨论分析

血细胞检查：①MDS患者的血细胞检查常表现为全血细胞减少，但也可表现为一个或两个系列血细胞减少。这是MDS诊断的重要依据之一；②血细胞检查中，红细胞、白细胞和血小板的数量变化及形态异常，可以反映骨髓的无效造血和病态造血。

骨髓象检查：①骨髓象检查是MDS诊断的核心手段。通过骨髓穿刺涂片，观察骨髓细胞的形态、数量和比例，判断是否存在病态造血；②MDS患者的骨髓象常表现为原始细胞增多、巨核细胞减少等异常，这些异常形态学表现是诊断MDS的必备条件。

细胞遗传学检查：①细胞遗传学检查对于MDS的诊断和预后评估具有重要意义。MDS患者常存在特定的染色体异常，如-7/del7q、+8等；②这些染色体异常不仅有助于确诊MDS，还能预测患者向急性白血病转化的风险，以及评估患者的预后。

生化免疫学检查：①生化免疫学检查可以检测与MDS相关的生物标志物，如干细胞因子（SCF）、癌基因bcl2等；②这些生物标志物的水平变化，可以反映MDS患者的骨髓造血功能状态，以及疾病进展和治疗效果。

病例 ⑰ 慢性白血病

一、病例简介

患者，男性，66岁，于2010年9月22日入院。

主诉：乏力、发现白细胞升高1年余。

现病史：患者于1年前感觉经常乏力，无发热，体检时发现白细胞升高，白细胞计数 17.0×10^9/L，未予重视。此后多次复查，白细胞都明显升高，幼稚粒细胞增多。为明确诊断，进一步治疗而入院。患者发病以来，无发热，无皮肤黏膜出血，无黄染，无头晕、头痛等症状，精神可，胃纳可，睡眠可，大便2～3次/日，呈糊状，小便正常，近期无体重明显下降。

既往史：已退休。否认慢性系统性疾病史。抽烟40余年，平均1包/2 d，既往有大量饮酒史，Hp（+），少量饮酒；2009年新房装修1周余，患者入住，较少通风通气。否认家族中类似疾病史。

个人史：无吸烟、饮酒等不良嗜好。否认性病、旅游史。

家族史：无心脏病、结核病史。

二、检验结果

白细胞计数 41.2×10^9/L，血红蛋白145 g/L，血小板 232×10^9/L。外周血涂片示：中性杆状核细胞3%，中性分叶核细胞60%，淋巴细胞10%，单核细胞4%，嗜碱性粒细胞3%，中幼粒细胞11%，晚幼粒细胞9%。

三、诊断

慢性白血病。

四、知识扩展

慢性白血病（CML）是一组起病较隐匿、病程进展缓慢、外周血和（或）骨髓出现幼稚细胞增多但分化相对较好的血液系统恶性疾病。自然病程较急性白血病长，白血病细胞有一定的分化成熟能力，骨髓及外周血以异常的较成熟细胞为主。

各年龄组均可发病，中年居多，男女比例3∶2。起病缓慢，早期常无自觉症状，往往在偶然情况下或常规检查时发现外周血白细胞（WBC）升高或脾肿大，而进一步检查确诊。

一般症状：CML症状缺乏特异性，常见有乏力，易疲劳、低热、食欲减退、腹部不适、多汗或盗汗、体重减轻等。

肝、脾大：脾大见于90%的CML患者。部分患者就医时脾已达脐或脐下，甚至伸至盆腔，质地坚实，常无压痛；如发生脾周围炎可有触痛，脾梗死时出现剧烈腹痛并放射至左肩。脾大程度与病、病程，特别是WBC数密切相关。肝大见于40%~50%患者。但近年来由于定时接受健康体检，以WBC升高为首发表现的患者增多，而此时肝-脾大并不明显。

其他表现：包括贫血症状、胸骨中下段压痛等。WBC过多可致"白细胞瘀滞症"。少见有组胺释放所致的荨麻疹、加压素反应性糖尿病等。

加速期/急变期表现：如出现不明原因的发热、虚弱、骨痛、脾脏进行性肿大、其他髓外器官浸润表现、贫血加重或出血，以及对原来有效的药物失效，则提示进入加速期或急变期。急变期为CML终末期，约10%的患者就诊时呈急变期表现，类似于急性白血病（AL）。多数呈急粒变，其次是急淋变，少数为其他类型的急变。

血常规检查：①白细胞计数通常明显升高，尤其是慢性粒细胞白血病，可能超过正常值很多倍；②红细胞计数和血红蛋白浓度可能减少，表明存在贫血情况；③血小板计数可能降低或正常，具体取决于病情和白血病类型。

血细胞和骨髓象检查：①血细胞显示淋巴细胞或粒细胞持续性增多，形态可能异常；②骨髓象显示有核细胞增生明显活跃，淋巴细胞或粒细胞比例增高。

染色体和基因突变检查：①特定染色体核型异常，如Ph染色体阳性在慢性粒细胞白血病中常见；②基因检测可能发现相关基因突变，如免疫球蛋白重链可变区（IgVH）基因突变。

五、讨论分析

首先，血常规检查是慢性白血病诊断的基础。患者通常会出现白细胞计数明显增高，而红细胞和血小板计数可能正常或减少。这一特征性的血常规改变提示我们患者可能存在慢性白血病。

其次，骨髓象检查对于确诊慢性白血病具有重要意义。在骨髓象中，我们可以观察到骨髓增生明显活跃，以粒细胞、红细胞或巨核细胞增生为主。慢性白血病患者的骨髓象通常表现为这些细胞系列的增生异常，且可能伴有形态学的改变。

此外，细胞化学染色检查也是慢性白血病诊断的重要手段。通过特定的细胞化学染色方法，我们可以进一步鉴别白血病的细胞类型，为诊断提供更有力的依据。

最后，分子生物学检查在慢性白血病的诊断中起着越来越重要的作用。通过检测特定的基因突变或染色体异常，我们可以更准确地判断患者的白血病类型，评估其病情严重程度，并为患者制定更精准的治疗方案。

综上所述，实验室检查在慢性白血病的诊断、病情评估及治疗方案制定中发挥着重要作用。通过对血常规、骨髓象、细胞化学染色以及分子生物学等多个方面的综合分析，我们可以更准确地判断患者的病情，并为其制定个性化的治疗方案。这也提醒我们在临床工作中要充分利用实验室检查手段，提高慢性白血病的诊断准确率和治疗效果。

病例 ⑱　血友病

一、病例简介

患者，男性，17岁，于2022年8月16日入院。

主诉：反复牙龈出血15年，左膝关节肿胀、黑色溢液2周。

现病史：患者15年前开始经常无明显原因出现长时间牙龈出血，四肢关节肿胀，有时股部肿胀伴疼痛。曾被确诊为"血友病A"。上述症状在输注新鲜血浆、冷沉淀或浓缩因子Ⅷ（FⅧ）制剂后消失。约6年前起，双肘、双膝关节逐渐出现变形伴有活动受限。2周前，无明显原因又感左膝关节极度肿胀伴疼痛、黑色溢液，左膝关节及踝、趾关节活动明显受限；持续性发热，在39℃以上，伴寒战。曾在当地医院予抗感染和输注FⅧ制剂（具体剂量不详）治疗，但疗效不佳。因上述症状逐渐加剧，为进一步治疗收入院。

既往史：否认肝炎、肺结核等传染病史。无高血压病史，有高胆固醇血症及高甘油三酯血症病史，否认病毒性肝病流行地史，否认肝病患者接触史，无吸烟史。

个人史：久居本地，否认疫区居留史，否认14天内与新型冠状病毒感染者（核酸检测阳性）有接触史，否认吸烟、饮酒史。

家族史：其父有高血压，糖尿病史，否认肿瘤、肝病家族史。父体健，母系家族中舅舅有类似症状。

二、检验结果

WBC 12.1×10^9/L，N 90%，L 8%，MO 2%，REC 2.34×10^{12}/L，Hb 62 g/L，PLT 236×10^9/L，血细胞比容19.4%，APTT 106.5 s，PT 13.8 s，FⅧ：C 2.4%，

FⅧ：C抗体滴度32 BU/mL，Fg 2.6 g/L。

三、诊断

（1）血友病A。

（2）败血症。

（3）左膝关节血肿。

四、知识扩展

血友病（Hemophilia）是一种X染色体连锁的隐性遗传性凝血因子缺乏的出血性疾病，男女均可发病，但绝大部分患者为男性。包括血友病A（甲）、血友病B（乙）和血友病C（丙）。前两者为性连锁隐性遗传，后者为常染色体不完全隐性遗传。

出血是本病的主要临床表现，患者终身有自发的、轻微损伤、手术后长时间的出血倾向，重型可在出生后即发病，轻者发病稍晚。

皮肤黏膜出血：由于皮下组织、齿龈、舌口腔黏膜等部位易于受伤，故为出血多发部位。幼儿多见于额部碰撞后出血或血肿，但皮肤、黏膜出血并非本病的特异性特点。

关节积血：是血友病A患者常见的临床表现。常在创伤、行走过久、运动之后引起滑膜出血，多见于膝关节，其次为踝髋、肘、肩腕关节等处。关节出血可以分为三期：①急性期：关节腔内及关节周围组织出血导致关节局部发热、红肿、疼痛，继之肌肉痉挛、活动受限，关节多处于屈曲位置；②全关节炎期：多数病例因反复出血以致血液不能完全吸收，白细胞释放的酶以及血液中其他成分刺激关节组织，形成慢性炎症滑膜增厚；③后期：关节纤维化、关节强硬畸形、肌肉萎缩、骨质破坏关节挛缩导致功能丧失。膝关节反复出血，常引起膝屈曲外翻、腓骨半脱位，形成特征性的血友病步伐。

肌肉出血和血肿：在重型血友病A患者中常有发生，多在创伤、肌肉活动过久后发生，多见于用力的肌群。

血尿：重型血友病A患者可出现镜下血尿或肉眼血尿，多无疼痛感，亦无外伤史。但若有输尿管血块形成则有肾绞痛的症状。

假肿瘤（血友病性血囊肿）：囊肿可以发生在任何部位，多见于大腿、骨盆、小腿足、手臂与手，也有时发生于眼。

创伤或外科手术后出血：各种不同程度的创伤或小手术都可以引起持久而缓慢的渗血或出血。

其他部位的出血：消化道出血可表现为呕血、黑便、血便或腹痛，多数患者存在原发病灶如胃十二指肠溃疡；咯血多与肺结核、支扩等原发病灶有关；鼻衄、舌下血肿通常是血友病A患者口腔内损伤所致；舌下血肿可致舌移位若血肿向颈部发展，常致呼吸困难；颅内出血常是血友病患者的死因。

鼻出血：由自身引发，鼻子出血不止。

筛选试验：通常进行的筛选试验包括出血时间、凝血酶原时间、血小板计数和血小板聚集功能等，如果这些试验结果正常，但患者仍然存在出血症状，那么要进行更进一步的检查以确定病因。

临床确诊试验：对于血友病的确诊，通常需要进行FⅧ：Ag测定和FⅨ：Ag测定，以确定是否缺乏相应的凝血因子。此外，还可以进行vWF：Ag测定，以与血管性血友病进行鉴别。这些试验的结果可以帮助医生确定患者所患的血友病类型，并为后续治疗提供依据。

基因诊断试验：基因诊断试验主要用于检测携带者以及进行产前诊断。通过采用DNA印迹法、限制性内切酶片段长度多态性等方法，可以检测出血友病患者的基因突变，从而明确病因。对于有家族遗传史的家庭，进行产前诊断可以在早期确定胎儿的性别以及是否存在致病基因，以便进行必要的干预和治疗。

五、讨论分析

实验室检查的局限性：虽然实验室检查在血友病诊断中起着重要作用，但部分血友病患者早期实验室检查可能无明显异常，需结合临床表现、家族史及影像学检查进行综合判断。

基因诊断的重要性：基因诊断是血友病诊断的金标准，能够明确患者是否存在血友病相关基因突变，为精准治疗提供依据。

个体化治疗方案的制定：根据患者的实验室检查及临床表现，制定个体化的治疗方案，注重药物治疗与非药物治疗的结合，以提高治疗效果及患者的生活质量。

病例 ⑲　特发性血小板减少性紫癜

一、病例简介

患者，女性，58岁，2012年10月3日入院。

主诉：发现皮肤瘀点、瘀斑4个月。

现病史：患者于2012年7月无明显诱因下出现双侧腿部多发瘀点、瘀斑，并逐渐发展为全身散发性瘀斑。发病前无发热、咳嗽和腹泻等不适。7月31日至外院就诊，检查血常规示 WIC $7.7×10^9$/L，Hb 120 g/L，PLT $4×10^9$/L。遂予骨穿检查，骨髓细胞学检查提示符合ITP之髓象。给予甲强龙80 mg/d联合IVIG 20 g/d×5 d静脉滴注，以及止血等对症治疗。用药一周后，患者出血症状缓解，血小板回升至$304×10^9$/L，故停用甲强龙，改用泼尼松1mg/（kg·d）口服并门诊随访。激素治疗4周后，血小板计数稳定，遂给予激素减量，减量过程中血小板呈进行性下降。当泼尼松减量至40 mg/d时，患者皮肤瘀点瘀斑再发，PLT $2×10^9$/L。于10月3日来门诊就诊，再次给予激素（甲强龙80 mg/d×3 d后40 mg/d×3 d静滴）联合IVIG（20 mg/d×5 d，静滴）治疗后，血小板回升至$82×10^9$/L，之后泼尼松45 mg/d口服并加用达那唑，血小板无升高，出血症状无改善，故输注单采血小板，并停用达那唑，改用硫唑嘌呤50 mg 2次/日联合泼尼松30 mg/d口服。治疗并观察1月，患者出血症状无缓解，血常规检查提示WBC $10.49×10^9$/L，Hb 115 g/L，PLT $1×10^9$/L。为进一步诊治入院。患者病程中无发热，无关节疼痛，无腹痛、便血，无口腔溃疡，无面部红斑及光敏，无咳嗽咳痰，无明显胸闷气促，夜间能平卧。

既往史：患者于20多岁起便有碰撞后易出血、易青紫，未重视，未就诊。自述年轻时曾从事电镀工人作业，有毒害气体接触史8年，具体气体种类不详。

个人史：久居本地，否认疫区居留史，否认14天内与新型冠状病毒感染者（核酸检测阳性）有接触史，否认吸烟、饮酒史。

家族史：否认家族遗传史。

二、检查结果

抗心磷脂IgG 2.7 GPL/mL，IgM＜2 MPL/mL。抗双链DNA IgG 3.6 IU/mL，抗核抗体阴性，抗RNP/Sm抗体阴性，抗Sm抗体阴性，抗SSA抗体阴性，抗SSB抗体阴性，抗SCL-70抗体阴性，抗Jo-1抗体阴性，P-ANCA阴性，C-ANCA阴性，抗中性粒细胞胞浆抗体靶抗原（PR3）阴性，抗中性粒细胞胞浆抗体靶抗原（MPO）阴性。

三、诊断

特发性血小板减少性紫癜。

四、知识扩展

特发性血小板减少性紫癜（ITP）是指一组免疫介导的血小板过度破坏而致的出血性疾病。以血小板减少、骨髓巨核细胞发育成熟、血小板生存时间缩短及抗血小板自身抗体出现为特征，是血小板减少性紫癜中最常见的类型。临床上以皮肤黏膜或内脏出血为主要表现。

临床上按发病的缓急，本病分为急性型ITP和慢性型ITP。①急性型：急性型多见于儿童，尤其是2～6岁儿童多见。80%以上的患者在发病前1～3周有上呼吸道或其他部位的病毒感染史，如风疹、水痘、麻疹等。起病急骤，可有畏寒、发热，突然发生广泛而严重的出血。病程多为自限性，平均2～6周，多数于半年内自行缓解，少数迁延成慢性；②慢性型：慢性型多见于40岁以下的青年女性，起病缓慢隐匿，出血表现较轻，仅有反复发生的皮肤瘀点或瘀斑，或鼻、牙龈出血，女性患者常以月经过多为主要表现。反复发作常有轻度脾大，部分患者可有贫血。病程长，反复发作可迁延数年，自行缓解者少见。

血细胞分析：血细胞分析是ITP患者的常规检查。ITP患者往往仅有与出血程度相关的血小板减少，或因出血合并相应的血红蛋白降低。血细胞形态检查无异常改变。

HCV和HIV检测：某些患者在HCV或HIV感染后可以并发免疫性血小板减少症，称为病毒感染相关的血小板减少症，需要进行鉴别。对这些病毒应列为常规检查。

自身抗体检测：一些自身免疫性疾病或肿瘤可以合并免疫性血小板减少症，如系统性红斑狼疮、抗磷脂综合征、B淋巴细胞肿瘤、免疫性甲状腺疾病、低γ球蛋白血症以及异基因或自体造血干细胞移植后。自身抗体检测可以排除这些继发性免疫性血小板减少症。

肿瘤指标检测：为了排除肿瘤侵犯导致的血小板减少，需要对患者进行全面的体格检查，包括肿瘤指标的筛查。

骨髓检查：对于一个临床表现典型的ITP患者，不论患者的年龄，骨髓检查都不是必需的。如果血细胞计数和形态学检查发现异常，则需要做进一步的检查。

五、讨论分析

本病应根据出血症状、多次化验检查示血小板减少、出血时间延长、体格检查示脾不增大或轻度增大、骨髓巨核细胞增多或正常、伴有成熟障碍、抗血小板抗体增高、排除继发性血小板减少症为主要诊断标准。1986年中华血液学会全国血栓与止血学术会议对本病的诊断标准如下：①多次化验检查示血小板减少；②脾脏不增大或仅轻度增大；③骨髓检查示巨核细胞增多或正常，并有成熟障碍。

对于诊断是否必须有骨髓检查争议很大，美国血液学协会认为如果患者年龄小于60岁，临床表现典型就不必行骨髓检查，但对要行脾切除或促肾上腺皮质激素治疗效果不佳者，应行骨髓检查。许多儿科医生都主张患儿在接受肾上腺皮质激素治疗前必须进行骨髓检查以排除急性白血病。另外，对于临床表现不典型的患者，如表现为倦怠、无力、持续性发热、骨关节疼痛、不能解释的大红细胞症或中性粒细胞减少症则必须行骨髓检查。

ITP属于自身免疫性疾病，受到多种因素影响，机体免疫功能发生紊乱，可引起体内抗体持续攻击血小板，损害血小板破功能，且骨髓内产生血小板的聚合数量及质量也会出现异常，造成血小板生成不足，从而出现自发性皮肤及黏膜出血症状。同时，在病情进展过程中可于四肢等部分形成瘀斑、瘀点，甚至出现颅内出血、胃出血等严重事件，直接威胁患者生命。目前，免疫球蛋白及糖皮质激素为临床治疗ITP的一线用药，能够纠正免疫紊乱，阻止对血小板的破坏，从而提高血小板水平，改善疾病症状。但针对性治疗工作开展的前提在于早期明确疾病诊断，故寻找一种诊断价值高、适用性强的检查方式尤为严重。

近年来血清学检测广泛应用于多种疾病的诊疗及病情评估中，具有取材便捷、操作简单、可重复性强等优势。在ITP病情中最显著的变化为血小板受到破坏，故通过检测血小板相关参数变化可辅助临床诊断。PLT、PDW为常见血小板参数，其中PLT可直接反映血小板水平，在自身抗体的持续攻击下，血小板被大量破坏，且合成减少，故PLT水平处于偏低状态；PDW反映血小板不均一性，在血小板受到破坏过程中可促使其增高；通过明确上述指标的变化，可为ITP诊断提供重要参考。D-D是一种特异性的纤溶过程标记物，只要体内血管存在活化的血栓形成或纤溶系统被激活，则可促使其水平异常升高。而在ITP中，由于患者伴有自发性出血症状，在出血后会于皮肤黏膜形成瘀斑、瘀点，且出血量大的情况下会形成明显血栓，故也存在活化的血栓形成及纤维溶解活动，导致D-D水平异常升高。髓巨核细胞是骨髓内由造血干细胞分化而来的细胞，具有生成血小板作用，其出现异常时，会影响血小板的正常合成。故骨髓涂片检查可见其巨核细胞计数异常升高。上述指标诊断涉及血清学指标及骨髓细胞学检查，在ITP的诊断中均具有一定价值，但单一检测易受其他疾病、检验误差等多种因素影响，降低诊断效能，难以满足临床需求。血小板相关参数、D-D及髓巨核细胞计数在ITP诊断中具有较高价值，联合检测可进一步提高诊断效能，且可用于评估病情严重程度。多项指标联合检测可发挥各指标的诊断优势，实现优势互补，最大限度地降低单一指标检测的局限性，全面提高诊断的灵敏度、特异度，便于早期明确诊断及开展针对性治疗工作。

病例 ⑳ 慢性心力衰竭

一、病例简介

患者，男，53岁，于2014年7月8日入院。

主诉：10余天前轻微活动后即可出现胸闷、气喘不适，夜间不能平卧，伴夜间阵发性呼吸困难、畏食。

现病史：患者7个月余前间断劳累后出现胸闷胸痛，休息后缓解，后至市中医院行冠状动脉造影检查后提示：前降支近端狭窄约95%；右冠状动脉后降支近端狭窄90%~95%；回旋支中段狭窄约90%。后至医院行冠状动脉搭桥术治疗，手术顺利，术后恢复可，院外规律口服抗血小板，行稳定斑块、降压等药物治疗，胸痛、胸闷症状未再发。10余天前轻微活动后即可出现胸闷、气喘不适，夜间不能平卧，伴夜间阵发性呼吸困难、畏食，伴咳嗽、咳痰，为白色黏痰，量中等，不伴双下肢水肿。在心内科住院治疗，诊断为心力衰竭，行冠状动脉CTA：①冠状动脉搭桥术后，LIMA-LAD桥血管主动脉弓水平以远闭塞；SVG-OM1-PDA桥血管全程闭塞；②左冠状动脉主干钙化斑块；③左冠状动脉前降支近中远段多发钙化斑块，中段混合斑块，管腔重度狭窄；④第1对角支近段多发混合斑块，管腔重度狭窄；⑤第2对角支近段钙化斑块；⑥左冠状动脉回旋支近、远段多发钙化斑块，近段混合斑块，管腔轻度狭窄；⑦第1钝缘支近段混合斑块、钙化斑块，管腔轻度狭窄；⑧右侧冠状动脉主干多发钙化斑块、混合斑块，管腔中度狭窄；后室间支起始段软斑块，管腔重度狭窄；左室后支近段钙化斑块。行冠状动脉造影前降支置入3枚支架，4 d前好转出院，2 h前突发胸闷气喘，呼吸困难，呼救护车至医院急诊科，急诊以"冠状动脉粥样硬化性心脏病，搭桥术后、心力衰竭"为诊断收入心内科。病程中，患者精神饮食可，大小便正常。

既往史：无药物过敏史，无食物过敏史，否认其他病史。

个人史：久居于当地。否认疫区、疫水接触史，否认特殊化学品、放射性物质接触史。无吸烟、饮酒等不良嗜好。否认性病、旅游史。

家族史：否认有家族遗传性、免疫性、精神性疾病。

二、检查结果

白细胞10×10^9/L，淋巴细胞比率17.3%，单核细胞百分比2.3%。中性粒细胞百分比76.9%，淋巴细胞绝对值1.73×10^9/L，单核细胞绝对值0.23×10^9/L，中性粒细胞绝对值7.69×10^9/L，红细胞3.05×10^{12}/L，血红蛋白77 g/L，红细胞比积24.5%，平均红细胞体积80.2 fl，平均血红蛋白量25.3 pg，平均血红蛋白浓度315 g/L，红细胞分布宽度CV 24%，血小板计数35×10^9/L，血小板平均体积9.1 fl，大血小板比率25.5%，血小板分布宽度15 fl，嗜酸性粒细胞百分比3.1%，嗜碱性粒细胞百分比0.4%，嗜酸性粒细胞绝对值0.31×10^9/L，嗜碱性粒细胞绝对值0.04×10^9/L，红细胞分布宽度SD 65.8 fl，血小板比积0.032%，大血小板数目9 fl。

三、诊断

慢性心力衰竭。

四、知识扩展

慢性心力衰竭是由于各种原因的心肌损伤（如心肌梗死、心肌病、心脏瓣膜病、心肌炎等）引起心肌结构和功能的变化，最后导致心室泵血和/或充盈功能低下。慢性心力衰竭的主要临床表现是呼吸困难、无力和液体潴留。心力衰竭是一种复杂的临床症状群，为各种心脏病的严重阶段，是一种进行性的病变，一旦开始，即使处于稳定阶段，自身仍会不断发展。慢性心衰是大多数心血管疾病的最终归宿，也是多数心脏病患者最主要的死亡原因。

临床上以左心衰竭最为常见，单纯右心衰竭较少见。左心衰竭后继发右心衰竭而致全心衰竭者，以及由于严重广泛心肌疾病同时波及左、右心而发生全心衰竭者，在临床上更为多见。

慢性左心衰竭：以肺瘀血及心排出量降低表现为主。

症状：①程度不同的呼吸困难：依心力衰竭程度的不同，患者可出现劳力性呼吸困难端坐呼吸、夜间阵发性呼吸困难、急性肺水肿等；②咳嗽、咳痰、咯血：咳嗽、咳痰是肺泡和支气管黏膜瘀血所致，开始时常于夜间发生，坐位或立位时咳嗽可减轻，白色浆液性泡沫痰为其特点，偶可见痰中带血，大咯血更少见；③乏力、疲倦、头晕、心慌：这些是心排出量不足、器官组织灌注不足及代偿性心率增快所致的症状；④少尿及肾功能损害症状：严重的左心衰竭患者血液进行再分配时，首先是肾的血流量明显减少，患者可出现少尿，长期慢性的肾血流量减少可出现肾功能不全的表现。

体征：①肺部湿啰音：由肺毛细血管压增高，液体渗到肺泡所致，随病情由轻到重，肺部啰音可局限于肺底部直至全肺。患者如取侧卧位，则下垂的一侧啰音较多；②心脏体征：除基础心脏病的固有体征外，慢性左心衰竭的患者一般均有心脏增大（单纯舒张性心力衰竭除外）肺动脉瓣区第二心音亢进及舒张期奔马律。

慢性右心衰竭：以体循环瘀血的相关表现为主。

症状：①消化道症状：胃肠道瘀血及肝瘀血引起的腹胀、食欲缺乏、恶心、呕吐等是右心衰竭最常见的症状；②劳力性呼吸困难：继发于左心衰竭的右心衰竭呼吸困难已存在，单纯性右心衰竭为分流性先天性心脏病或肺部疾患所致，也均有明显的呼吸困难。

体征：①水肿：体静脉压力升高使皮肤等软组织出现水肿，其特征首先出现于身体最低垂的部位，常为对称性、可压陷性；胸腔积液也是由于体静脉压力增高所致，因胸腔静脉还有一部分回流到肺静脉，故胸腔积液更多见于全心衰竭时，以双侧多见，如为单侧，则以右侧更为多见；②颈静脉征：颈静脉搏动增强、充盈、怒张是右心衰竭时的主要体征，肝颈静脉反流征阳性则更具特征性；③肝大：

肝脏因瘀血肿大，常伴压痛，持续慢性右心衰竭可致心源性肝硬化，晚期可出现黄疸、肝功能受损及大量腹腔积液；④心脏体征：除基础心脏病的相应体征外，右心衰竭时可因右心室显著扩大而出现三尖瓣关闭不全的反流性杂音。

慢性全心衰竭：右心衰竭继发于左心衰竭而形成全心衰竭，当右心衰竭出现之后，右心排出量减少，因此阵发性呼吸困难等肺瘀血症状反而减轻。扩张型心肌病等表现为左、右心室同时衰竭者，肺瘀血往往不严重，左心衰竭的表现主要为心排出量减少的相关症状和体征。

利钠肽测定：心钠肽（ANP）和脑钠肽（BNP）是心力衰竭诊断、患者管理、临床事件风险评估中的重要指标。利钠肽水平升高是心力衰竭的重要生物标志物之一。慢性心力衰竭的排除标准为 BNP < 35 pg/mL，NT-proBNP < 125 pg/mL。若患者未经治疗而利钠肽水平正常，则可基本排除心力衰竭诊断；若已接受治疗而利钠肽水平仍高，则提示预后差。

肌钙蛋白检测：严重心力衰竭或心力衰竭失代偿期，败血症患者的肌钙蛋白可有轻微升高。心力衰竭患者检测肌钙蛋白更重要的目的是明确是否存在急性冠状动脉综合征。

其他常规检查：①血常规：了解患者有无贫血、感染等情况；②尿常规：观察有无蛋白尿、血尿等肾脏损害表现；③肝肾功能：评估肝脏和肾脏功能状态，因心力衰竭可能导致肝肾功能受损；④血糖、血脂：了解患者血糖、血脂水平，为治疗方案的制定提供依据；⑤电解质：监测电解质平衡，特别是钾、钠、氯等离子的水平，因心力衰竭患者可能出现电解质紊乱。

五、讨论分析

慢性心力衰竭是一种复杂的临床综合征，其诊断和治疗需要综合多种检验方法。其中心衰标志物B型利钠肽（BNP）及N末端B型利钠肽原（NT-proBNP）是心力衰竭的重要标志物。经治疗后，这些指标的值可以下降。需要注意的是在采血前应避免剧烈运动和情绪波动，最好在清晨空腹状态下进行，以保证检测结果准确。

　　除了心衰标志物，还应检测血清尿素、电解质、肌酐、全血细胞计数、肝功能和甲状腺功能等，以鉴别心衰和其他疾病，并提供预后信息，指导后续治疗。红细胞分布宽度（RDW）与心功能情况密切相关，心力衰竭等级越高，RDW越大。其中多数实验室检查项目需要空腹进行，具体要求请咨询医生或检验人员。

　　心衰标志物BNP和NT-proBNP的检测能够快速评估心力衰竭的可能性，其水平升高与心衰严重程度相关。这些标志物不仅有助于诊断，还能监测治疗效果和评估预后。而标志物水平受多种因素影响，如年龄、性别、肾功能等，需综合分析。

病例 ㉑　冠心病

一、病例简介

患者，男，50岁，于2022年5月26日入院。

主诉：近三个月反复发作胸痛。

现病史：患者，发现皮肤黄色斑块已12年，近两年时常感到胸闷，最近三个月因反复发作胸痛而就诊。身高165 cm，体重70 kg，血压137/90 mmHg，心率74次/分，节律齐，无心脏杂音。双侧上眼睑有扁平黄色瘤，足跟肌腱处见结节状黄色瘤，两眼有明显的角膜弓。家族史：父亲有冠心病，死于心肌梗死；母亲有高血压，现年72岁；妹妹有高脂血症。

既往史：不详。

个人史：生活习惯一般，有无其他异嗜物和麻醉毒品摄入史，有无重大精神创伤史。

家族史：无类似病史及遗传病史。

二、检验结果

甘油三酯1.8 mmol/L，总胆固醇7.6 mmol/L，高密度脂蛋白胆固醇1.1 mmol/L，低密度脂蛋白胆固醇5.7 mmol/L。

三、诊断

（1）冠心病。

（2）心绞痛。

四、知识扩展

冠状动脉粥样硬化性心脏病（简称冠心病），是指由于冠状动脉粥样硬化引起血管结构和（或）功能改变而导致心肌血液供应减少或中断，从而产生的一组临床综合征，包括心绞痛、心肌梗死、无症状心肌缺血、心力衰竭或猝死。动脉粥样硬化的危险因素分为不可干预的危险因素和可以干预的危险因素，前者包括年龄、性别、遗传，后者包括高脂血症、高血压、吸烟、糖尿病、肥胖、不良饮食习惯、缺乏体育运动、高同型半胱氨酸血症等。

典型胸痛：因体力活动、情绪激动等诱发，突感心前区疼痛，多为发作性绞痛或压榨痛，也可为憋闷感。疼痛从胸骨后或心前区开始，向上放射至左肩、臂，甚至小指和无名指，休息或含服硝酸甘油可缓解。胸痛放散的部位也可涉及颈部、下颌、牙齿、腹部等。胸痛也可出现在安静状态下或夜间，由冠脉痉挛所致，也称变异型心绞痛。如胸痛性质发生变化，如新近出现的进行性胸痛，痛阈逐步下降，以至稍事体力活动或情绪激动甚至休息或熟睡时亦可发作。疼痛逐渐加剧、变频繁，持续时间延长，去除诱因或含服硝酸甘油不能缓解，此时往往怀疑不稳定心绞痛。

心绞痛的分级：国际上一般采用CCSC加拿大心血管协会分级法。

Ⅰ级：日常活动，如步行、爬梯，无心绞痛发作。

Ⅱ级：日常活动因心绞痛而轻度受限。

Ⅲ级：日常活动因心绞痛发作而明显受限。

Ⅳ级：任何体力活动均可导致心绞痛发作。

发生心肌梗死时胸痛剧烈，持续时间长（常常超过半小时），硝酸甘油不能缓解，并可有恶心、呕吐、出汗、发热，甚至发绀、血压下降、休克、心衰。

需要注意：一部分患者的症状并不典型，仅仅表现为心前区不适、心悸或乏力，或以胃肠道症状为主。某些患者可能没有疼痛，如老年人和糖尿病患者。

猝死：约有1/3的患者首次发作冠心病表现为猝死。

其他：可伴有全身症状，合并心力衰竭的患者可出现。

心绞痛患者未发作时无特殊。患者可出现心音减弱、心包摩擦音。并发室间隔穿孔、乳头肌功能不全者，可于相应部位听到杂音。心律失常时听诊心律不规则。

常规血液检验：血常规检验是评估患者整体健康状况的基础。通过检测红细胞、白细胞、血小板等血液成分的数量和形态，可以了解患者是否存在贫血、感染或炎症等情况，这些情况可能间接影响冠心病的发展。

血糖、血脂检验：①血糖：高血糖是冠心病的重要危险因素之一。通过检测空腹血糖或糖化血红蛋白等指标，可以评估患者的血糖控制情况，从而指导治疗；②血脂：包括总胆固醇、甘油三酯、低密度脂蛋白胆固醇（LDL-C）和高密度脂蛋白胆固醇（HDL-C）等指标的检测。血脂异常，尤其是LDL-C水平升高和HDL-C水平降低，是冠心病的重要危险因素。因此，血脂检验对于评估患者的冠心病风险具有重要意义。

心肌损伤标志物检验：①心肌酶谱：包括肌酸激酶（CK）、肌酸激酶同工酶（CK-MB）、乳酸脱氢酶（LDH）等。这些酶在心肌损伤时会释放到血液中，其水平升高提示心肌损伤。然而，这些酶的特异性相对较低，可能受到其他因素（如肌肉损伤）的影响；②心肌肌钙蛋白：心肌肌钙蛋白T（cTnT）和心肌肌钙蛋白I（cTnI）是心肌损伤的特异性标志物。其水平升高提示心肌坏死，对于诊断急性心肌梗死具有极高的特异性和敏感性。

凝血功能检验：凝血功能异常可能导致冠状动脉血栓形成，进而引发心肌梗死等严重后果。因此，凝血功能检验（如D-二聚体检测）对于评估患者的血栓形成风险具有重要意义。D-二聚体是交联纤维蛋白在纤溶系统作用下产生的可溶性降解产物，其水平升高提示体内存在高凝状态和继发性的纤维蛋白溶解亢进。

其他特殊检验：①同型半胱氨酸检验：同型半胱氨酸水平升高是冠心病的一个独立危险因素。通过检测同型半胱氨酸水平，可以评估患者的冠心病风险，并采取相应的预防措施；②甲状腺功能检验：甲状腺功能异常可能影响心脏功能，因此，对于疑似冠心病的患者，进行甲状腺功能检验也是必要的。甲状腺功能异常可能导致心率增快、心肌收缩力增强等，从而加重心脏负担。

五、讨论分析

实验室检验在冠心病的诊断、病情评估及预后判断中起着至关重要的作用。通过综合应用血液检查、心电图检查、影像学检查等多种手段，可以全面评估患者的冠状动脉病变情况及其影响因素。同时，根据患者的具体情况选择合适的检验方法，有助于提高诊断的准确性和治疗的有效性。

在临床实践中，我们还需要注意以下几点：①检验前需做好准备工作，如饮食控制、停药等，以确保检验结果的准确性；②检验过程中需严格遵循操作规程，确保检验质量；③检验结果需结合患者的临床表现、病史等信息进行综合分析，以做出正确的诊断。

病例 ㉒ 病毒性心肌炎

一、病例简介

患者，女性，24岁，于2022年7月26日入院。

主诉：咳嗽、咽痛10 d，心悸2 d。

现病史：患者10 d前患者劳累后出现咳嗽、咽痛，2 d前出现心悸，夜间尤甚。无发热，咳痰、咯血，无胸闷、胸痛，无恶心，呕吐，腹泻，无乏力，盗汗，食欲缺乏，无关节肿痛，皮疹，无头晕，头痛等情况。至外院就诊，查肌酸激酶、肌红蛋白、CK-MB升高，心电图检查示窦性心动过速（112次/分），ST-T变化（轻度），建议上级医院进一步治疗。患者遂就诊查CK 964 IU/L，CK-MB 8.7 IU/L，MYO 99.3 ng/mL，TnI 0 ng/mL。

既往史：否认高血压，糖尿病病史。否认肝炎，结核、伤寒等传染病史。否认食物药物过敏史。否认长期大量吸烟饮酒史。否认药物滥用史。否认手术外伤史。否认家族性遗传病史。

个人史：无外地久居史，无疫区长期居住史。生活规律，无吸烟史。无冶游史。无重大精神创伤史。

家族史：无类似病史及遗传病史。

二、检查结果

丙氨酸氨基转移酶36 IU/L，天门冬氨酸氨基转移酶30 IU/L，肌酐52 μmol/L，空腹血糖5.3 mmol/L，肌酸激酶964 IU/L，CK-MB 8.7 IU/L，MYO 99.3 ng/mL，TnI 0 ng/mL。

三、诊断

病毒性心肌炎。

四、知识扩展

病毒性心肌炎（Viral myocarditis，VMC）系由病毒感染所致的局限性或弥散性心肌炎性病变。临床多以发热、乏力、胸痛、心悸、呼吸困难等为主要表现。大多数可以自愈，少数可演变为扩张型心肌病，导致心力衰竭、心源性休克，甚至心源性猝死。

病毒作用于心肌的方式是直接侵犯心肌以及心肌内小血管损伤。由免疫机制引起的心肌损害在心肌炎的发病中起着重要作用。病毒的直接侵害和免疫反应介导致使心肌细胞损害，使心脏舒缩功能障碍；病变若累及窦房结、房室结、束支等起搏或传导系统，则可引发各种类型的心律失常。此外，本病还可能与硒缺乏及HLA类抗原异常表达有关。由柯萨奇B组病毒感染引起的心肌炎，最终约10%演变为扩张型心肌病。

病人常先有发热、全身酸痛、咽痛、倦怠、恶心、呕吐、腹泻等症状，然后出现心悸、胸闷、胸痛或心前区隐痛、头晕、呼吸困难、浮肿，甚至Adams-Stokes综合征；极少数患者出现心力衰竭或心源性休克。

体格检查可发现：①与发热不平行的心动过速或心率异常缓慢、各种心律失常；②心脏正常或轻度扩大，显著的心脏扩大提示心肌损害严重；③第一心音减弱或分裂，心音可呈胎心律样；若同时有心包受累，则可闻及心包摩擦音；心尖区可闻及第3心音及收缩期（一般不超过三级）或舒张期杂音，系由心脏扩大致二尖瓣关闭不全或相对狭窄所致，心肌炎好转后杂音可消失；④可发现各种心律失常；⑤重症心肌炎者可出现左心或左、右心同时发生衰竭的体征，如肺部啰音、颈静脉怒张、肝脏肿大、下肢水肿等，病情严重者可出现心源性休克。

常规血液检验：①血常规：通过检测白细胞总数、中性粒细胞比例等指标，可以了解患者的感染情况。虽然病毒性心肌炎是由病毒感染引起，但血常规的变化可能并不特异，但仍可作为辅助诊断的依据；②血生化：包括血清肌酸磷酸激酶（CK-MB）、血清乳酸脱氢酶（LDH）同工酶等心肌酶的测定。这些酶在心肌受损时会释放到血液中，其水平升高提示心肌损伤。然而，这些酶也可能在其他情况下（如肌肉损伤、肝脏疾病等）升高，因此其特异性相对较低。

病毒学检查：①病毒基因片段检测：通过PCR技术检测患者血液、咽拭子、粪便等样本中的病毒基因片段，可以明确是否存在病毒感染，并帮助确定病原体；②病毒抗体检测：检测患者血液中的病毒特异性抗体（如IgM、IgG等），可以了解患者的病毒感染史及免疫状态。病毒抗体的出现通常意味着患者曾经或正在感染某种病毒；③病毒分离培养：在感染初期，可以从病人的鼻咽洗液、粪便、血液、心包积液或心包、心肌、心内膜活检组织中分离出病毒。然而，这种方法耗时较长，且对实验室条件要求较高，因此在实际应用中受到一定限制。

免疫学检查：①免疫学与免疫电镜检查：可以观察到患者免疫系统的反应情况，如T细胞亚群的变化、细胞因子水平的升高等，从而帮助明确诊断；②心肌自身抗体检测：部分病毒性心肌炎患者可能存在心肌自身抗体，如抗心肌线粒体抗体、抗心肌核抗体等。这些抗体的检测有助于了解患者的免疫状态及心肌损伤的机制。

五、讨论分析

在实验室检验病毒性心肌炎的过程中，血液检查、心电图检查、影像学检查和病毒学检查等方法各有优缺点。血液检查简便易行，但只能提供间接证据；心电图检查无创且操作简便，但特异性较低；影像学检查能够直观显示心脏结构和功能变化，但成本较高；病毒学检查虽然直接但操作复杂且取样困难。

因此，在实际应用中，医生需要根据患者的具体情况和医院条件选择合适的检查手段进行综合评估。同时，还需要结合患者的临床表现、病史、家族史等信息进行综合分析，以做出准确的诊断。

　　此外，值得注意的是，病毒性心肌炎的临床表现多样且复杂，诊断过程中需要排除其他可能的心脏疾病。因此，在进行实验室检验时，医生应全面考虑各种因素，确保诊断的准确性和可靠性。

病例 ㉓ 细菌性心内膜炎

一、病例简介

患者，男性，32岁，于2022年12月5日入院。

主诉：胸闷、气促1周，发热、发冷2 d。

现病史：患者2岁时开始出现运动时气促、呼吸困难、多汗、乏力等缺氧的症状，超声心动图检查发现心脏室间隔膜部缺损（室上嵴下缺损），诊断为"先天性室间隔缺损"。近1周缺氧症状明显加重，非运动状态下也有胸闷、气急等表现。2 d前出现发热发冷的症状，但无咳嗽咳痰和鼻塞流涕等呼吸道感染表现。就诊当日体温增高。

既往史：有先天性室间隔缺损病史30年，2岁左右开始出现运动时的缺氧症状，运动时有气促、呼吸困难、多汗、乏力等症状，影响发育，矮小瘦弱；抵抗力低下，多次发生反复肺部感染。无吸烟饮酒史。否认有过敏史。

个人史：曾有新冠疫苗接种史。余预防接种史不详。

家族史：无与患者类似疾病，无家族遗传倾向的疾病。

二、检验结果

细菌学检查：无菌操作采集静脉血分别注入树脂需氧血培养瓶和树脂厌氧血培养瓶中，在全自动血培养仪内进行需氧和厌氧培养。取阳性血培养瓶样品少许接种于血琼脂平板和厌氧血琼脂平板，分别进行培养，培养温度为（35±1）℃。在厌氧环境下培养24 h后，血琼脂平板上可见湿润、灰白色、微凸的小菌落，涂片为革兰阳性球菌，呈链状排列，触酶阴性。经VITEK-compactl Ⅱ全自动微生物型分析系统鉴定，结果为溶血性链球菌。此菌在25℃、35℃、45℃、50℃血琼脂平板上均能生长，无动力。不分解胆汁七叶苷。

三、诊断

细菌性心内膜炎。

四、知识扩展

细菌性心内膜炎是指因细菌循血行途径引起的心内膜、心瓣膜或邻近大动脉内膜的感染，伴有赘生物的形成。常在原有心血管病变基础上发生细菌感染。常见的致病菌是链球菌、葡萄球菌及肠球菌，其他少见的致病菌还包括革兰阴性需氧菌和HACEK菌群，即：嗜血杆菌属、放线菌属、人心杆菌属、啮蚀艾肯菌属、金氏杆菌属。

细菌性心内膜炎患者最常见的症状为发热，热型以不规则者最多，可为间歇型或弛张型，伴有畏寒和出汗。急性细菌性心内膜炎病程多急骤凶险，可以累及多系统，出现关节疼痛等症状；亚急性细菌性心内膜炎多数起病缓慢，有全身不适、疲倦等表现。

常规血液检验：①血常规：通过检测白细胞总数、中性粒细胞比例等指标，可以了解患者的感染情况。虽然病毒性心肌炎是由病毒感染引起，但血常规的变化可能并不特异，但仍可作为辅助诊断的依据；②血生化：包括血清肌酸磷酸激酶（CK-MB）、血清乳酸脱氢酶（LDH）同工酶等心肌酶的测定。这些酶在心肌受损时会释放到血液中，其水平升高提示心肌损伤。然而，这些酶也可能在其他情况下（如肌肉损伤、肝脏疾病等）升高，因此其特异性相对较低。

病毒学检查：①病毒基因片段检测：通过PCR技术检测患者血液、咽拭子、粪便等样本中的病毒基因片段，可以明确是否存在病毒感染，并帮助确定病原体；②病毒抗体检测：检测患者血液中的病毒特异性抗体（如IgM、IgG等），可以了解患者的病毒感染史及免疫状态。病毒抗体的出现通常意味着患者曾经或正在感染某种病毒；③病毒分离培养：在感染初期，可以从病人的鼻咽洗液、粪便、血液、心包积液或心包、心肌、心内膜活检组织中分离出病毒。然而，这种方法耗时较长，且对实验室条件要求较高，因此在实际应用中受到一定限制。

免疫学检查：①免疫学与免疫电镜检查：可以观察到患者免疫系统的反应情况，如T细胞亚群的变化、细胞因子水平的升高等，从而帮助明确诊断；②心肌自身抗体检测：部分病毒性心肌炎患者可能存在心肌自身抗体，如抗心肌线粒体抗体、抗心肌核抗体等。这些抗体的检测有助于了解患者的免疫状态及心肌损伤的机制。

五、讨论分析

实验室检验在细菌性心内膜炎的诊断中起着至关重要的作用。通过综合应用血常规、血培养、免疫学检查以及影像学检查等多种手段，可以全面评估患者的感染情况和心脏病变程度。同时，病理学检查作为确诊的金标准，为疾病的诊断和治疗提供了可靠的依据。因此，在临床实践中，我们需要根据患者的具体情况选择合适的检验方法，以确保诊断的准确性和治疗的有效性。

病例 ㉔ 肾癌

一、病例简介

患者，男，75岁，于2020年10月20日入院。

主诉：抗肿瘤依从性差。

现病史：患者5年7个月余前（2015年10月）因肾癌在医院行"左肾癌根治术"，术后病理示：肾透明细胞癌（免疫组化未提供）。术后按程序进行干扰素全身化疗6周期（具体剂量不详）。病情稳定，未行进一步治疗。4年余前出现左腰部疼痛，就诊"人民医院"，完善胸腹部检查，提示肺、腹腔、骨多发转移。后至医院行全身骨扫描提示L2椎体摄取放射性增高灶，考虑转移。行药物敏感试验结果提示对索拉非尼、吉西他滨、铂类等药物有应用适应证。在肿瘤科行放射治疗及坚持口服索拉非尼全身抗肿瘤治疗。因合并胸腔积液，其间予以胸腔穿刺引流及灌注化疗，2016年10月放疗顺利结束，病情稳定，后行腹腔转移瘤微波治疗及腹腔灌注化疗，过程顺利，院外休养。2016年12月13日复查胸腹部CT提示左肾癌术后，局部肿瘤复发，邻近腰椎、左侧肾上腺受侵，左肾上腺内转移及胰尾、脾脏受侵可能性大，大致同前。双肺多发转移瘤，较前进展。综合评价病情进展，签订化疗同意书后于2016年12月14日予以"GP方案"化疗2周期及伊班膦酸钠抗骨转移，院外休养。患者抗肿瘤依从性差，后未按时返院行后续化疗。2017年1月20日来院复查CT提示病情进展，患者拒绝住院行抗肿瘤治疗，于院外口服自购抗肿瘤及提高免疫药物（具体不详），其间定期复查腹部CT提示肿瘤病情稳定，间断输注抗骨转移药治疗。今为求进一步治疗，再次来院，门诊以"肾恶性肿瘤"为诊断收入肿瘤科。近来，神志清，精神可，饮食一般，背部时有疼痛，睡眠不佳，大小便无异常，体重无明显减轻。

既往史：无家族遗传疾病史、无吸烟史，无饮酒史。

个人史：久居住于当地。否认特殊化学品、放射性物质接触史。无吸烟、饮酒等不良嗜好。否认化学物质、放射线接触史，否认吸烟、饮酒史。否认旅游史。

家族史：否认有家族遗传性、免疫性、精神性疾病。

二、检验结果

血常规：白细胞14.08×10^9/L，中性粒细胞绝对值8.29×10^9/L，血红蛋白52 g/L，红细胞比积13.7%，血小板计数220×10^9/L；不规则抗体筛查阳性。Coombs试验：间接抗人球蛋白试验阳性，直接抗人球蛋白试验阳性，酸溶血试验阴性。患者重度贫血，查不规则抗筛：阳性。Coombs试验阳性。复查血常规示HB进行性下降，要求输血。

三、诊断

肾癌。

四、知识扩展

肾癌是指起源于肾实质泌尿小管上皮系统的恶性肿瘤，又称肾细胞癌（RCC），占成人恶性肿瘤的2%～3%，35岁以上发病率快速升高，75～80岁达高峰，男性发病率、死亡率明显高于女性，男女比例约为2：1，城市发病率高于农村。

肾癌三联征：即腰痛、血尿、肿块，目前同时具备"三联征"表现的患者已很少见。腰痛常为钝痛或隐痛，多由于肿瘤生长牵张肾包膜或侵犯腰肌、邻近器官所致；血块通过输尿管时可发生肾绞痛。肿瘤较大时在腹部和腰部易被触及。血尿常为无痛性、间歇性，表明肿瘤已经侵犯肾盏、肾盂。

副瘤综合征：10%～40%的肾癌患者有副瘤综合征，临床表现为高血压、贫血、体重减轻、恶病质、发热、红细胞增多症、肝功能异常、高钙血症、高血糖、红细胞沉降率增快、神经肌肉病变、淀粉样变性、溢乳症和凝血机制异常等。

转移症状：肾癌因转移部位和程度不同可出现咳嗽和咯血、瘙痒、黄疸、骨痛和病理性骨折、神经系统症状等。

体征：肾癌早期体征不明显。不到10%的肾癌患者有异样体征，体积巨大的肾癌可出现腹部肿块，有淋巴结转移者可出现左侧锁骨上淋巴结肿大，有下腔静脉癌栓严重阻塞静脉回流者可出现双下肢水肿，左肾肿瘤肾静脉癌栓者可出现不受体位改变而变化的左侧精索静脉曲张。

血常规与尿常规：评估患者术前一般状况，包括肝肾功能、血尿等症状。

血生化检查：包括血尿素氮、肌酐、肝功能、血糖、电解质等，用于评价患者整体健康状况及预后。

肿瘤标志物检查：如碱性磷酸酶、乳酸脱氢酶等，辅助判断肿瘤情况及预后。

五、讨论分析

实验室检查在肾癌诊断中的局限性：部分肾癌患者早期实验室检查可能无明显异常，需结合影像学检查及病理学检查进行综合判断。

实验室检查与影像学检查的互补性：影像学检查可提供肾脏肿块的形态学信息，而实验室检查则可反映患者的全身状况及肿瘤标志物水平，两者相互补充，共同为肾癌的诊断、分期及治疗提供依据。

个体化治疗方案的制定：根据患者的实验室检查及影像学检查结果，结合患者的年龄、身体状况及肿瘤分期等因素，制定个体化的治疗方案，以提高治疗效果及患者的生活质量。

病例 ㉕　慢性肾炎综合征

一、病例简介

患者，男，28岁，于2024年4月18日入院。

主诉：尿检异常3年。

现病史：患者自诉3年前单位体检时发现尿蛋白（+），未予重视，故未行规范化治疗，后为明确蛋白尿原因住院治疗，明确诊断为"慢性肾脏病"及"高同型半胱氨酸血症"，给予保护肾脏、降低同型半胱氨酸等治疗，定期复查24 h尿蛋白定量，病情长期稳定。2024年4月18日门诊检查：尿常规化学分析（尿液）：尿比重1.031，尿蛋白1+异常，潜血3+异常。2024年4月18日尿沉渣定量（尿液）：红细胞48.20 /μL，管型1.69 /μL。2024年4月18日尿肾功（尿液）：尿蛋白定量0.420 g/L，尿 β_2-微球蛋白0.09 mg/L，随机尿微量白蛋白280.1 mg/L。2024年4月18日尿蛋白定量（24 h尿）：尿蛋白定量0.430 g/L，24 h尿总量1.1 L，24 h尿蛋白总量0.47 g/24 h。2024年4月18日肾功能测定（静脉血）：葡萄糖5.01 mmol/L，尿素氮6.70 mmol/L，血清肌酐88 μmol/L，血尿酸345 μmol/L，二氧化碳结合力26.3 mmol/L，胱抑素C 1.00 mg/L，肾小球滤过率估算值102.50，β_2-微球蛋白2.05 mg/L。现患者为求进一步系统诊治，于医院就诊，门诊以"慢性肾炎综合征"收住入院。

既往史：健康情况一般。否认高血压、糖尿病等慢性疾病史。否认传染病史。否认预防接种史。否认手术史，否认外伤史。否认输血史。否认食物或药物过敏史。余系统回顾无异常。

个人史：久居本地，无疫区、疫情、疫水接触史，无牧区、矿山、高氟区、低碘区居住史，无化学性物质、放射性物质、有毒物质接触史。

家族史：父母体健。家族中否认遗传性疾病。

二、检验结果

2024年4月18日门诊检查：尿常规化学分析（尿液）：尿比重1.031，尿蛋白1+异常，潜血3+异常。2024年4月18日尿沉渣定量（尿液）：红细胞48.20 /μL，管型1.69 /μL。2024年4月18日尿肾功（尿液）：尿蛋白定量0.420 g/L，尿β_2-微球蛋白0.09 mg/L，随机尿微量白蛋白280.1 mg/L。2024年4月18日尿蛋白定量（24 h尿）：尿蛋白定量0.430 g/L，24 h尿总量1.1 L，24 h尿蛋白总量0.47 g/24 h。

三、诊断

慢性肾炎综合征。

四、知识扩展

慢性肾炎综合征（chronic nephritic syndrome）是指以蛋白尿、血尿、高血压、水肿为基本临床表现，可有不同程度的肾功能减退，起病方式各有不同，病情迁延，病变缓慢进展，最终将发展为慢性肾衰竭的一组肾小球疾病。由于本组疾病的病理类型及病期不同，主要临床表现可呈多样化，其诊断不完全依赖于病史的长短。

慢性肾炎综合征最基本的临床表现为血尿、蛋白尿、水肿、高血压，可以有不同程度的肾功能减退，病情迁延反复，逐渐发展为慢性肾衰竭。

临床起病特点包括以下三种：①隐匿起病，有的患者无明显临床症状，偶有轻度水肿，血压可以正常或者轻度升高，多通过体检发现；②慢性疾病，患者可以有乏力、疲倦、腰痛、纳差、眼睑或者是下肢水肿，伴有不同程度的血尿、蛋白尿，部分患者可有大量蛋白尿，也有的患者以高血压为突出表现，伴有肾功能正常或者是不同程度的受损；③急性疾病，部分患者因劳累、感染、血压增高、水电解质紊乱使病毒集聚发作，或者是应用肾毒性药物后急剧恶化，经过及时去除诱因和适当的治疗后，病情可得到一定程度的缓解。

尿液检查：包括尿常规、尿沉渣、24 h尿蛋白定量等，用于评估尿蛋白的总量，判断肾脏损害程度，以及观察尿液中红细胞、白细胞等形态和数量。

肾功能检查：包括血清肌酐、尿素氮、尿酸等指标检测，用于评估肾小球滤过功能和肾脏排泄能力。

血液检查：观察白细胞、红细胞、血红蛋白等指标变化，以及血脂、血糖等生化指标，慢性肾炎患者可能伴有贫血、白细胞增高、血脂升高、血糖异常等情况。

五、讨论分析

慢性肾炎综合征的起病方式多样，隐匿起病、慢性起病和急性起病是其主要表现形式。

尿液检查是诊断慢性肾炎综合征的重要环节，建议采集早晨第一次尿液的中段尿送检，因为晨尿浓度较高，可以更准确地反映肾脏状况。收集24 h内全部尿液，用于检测尿蛋白总量，评估肾脏功能。收集过程中应保持尿液新鲜，避免污染。肾功能检查需要空腹进行，建议在采血前8～12 h禁食，只少量饮水，以确保检测结果准确。

医生应仔细解读检查结果，结合患者的病史和临床表现，做出准确的诊断。如发现异常结果，应及时与患者沟通，并制定相应的治疗方案。根据患者的具体情况，给予饮食、运动、用药等方面的指导和建议，帮助患者更好地管理疾病。提醒患者定期复查，以便及时监测病情变化。

慢性肾炎综合征检验需要患者和医生共同配合，以确保检查结果的准确性和可靠性。

病例 ㉖ 原发性肾病综合征

一、病例简介

患者，男，55岁，于2020年7月13日入院。

主诉：反复颜面部及双下肢水肿5年余，尿中泡沫增多2 d。

现病史：患者5余年前因水肿、蛋白尿住院，查有大量蛋白尿、低蛋白血症、高脂血症。体格检查明显水肿，有典型"三高一低"表现，完善检查后确诊为原发性肾病综合征。服用泼尼松治疗近5年后、停用激素3个月余，期间多次查尿沉渣提示蛋白转阴。此次因自觉尿中泡沫较前增多，查尿沉渣示蛋白（++++），考虑肾病综合征复发诊断成立。体格检查：体温36.4℃，脉搏84次/分，呼吸20次/分，血压120/80 mmHg。神志清楚，颜面部未见明显水肿，双肾区无叩击痛，双下肢无水肿。

既往史：不详。

个人史：生活习惯一般，否认外地久居史，否认疫区、疫情、疫水接触史，否认药物成瘾史。

家族史：家族中否认传染性疾病及类似病史。

二、检验结果

2020年7月13日尿沉渣：蛋白（++++），蛋白质定性（++++），白细胞2~8个/HP，红细胞总数0~2个/HP；尿微量蛋白：尿微量白蛋白/尿肌酐比值＞1074 mg/g。

2020年7月16日尿沉渣：蛋白质（+++）、pH 8.5。A25特定蛋白分析：尿 N-乙酰-β-葡萄糖苷酶23.53 IU/L，尿免疫球蛋白G 33.43 mg/L，尿微量白蛋白

1774.70 mg/L，尿转铁蛋白99.92 mg/L，尿微量白蛋白/肌酐比值2134.51 mg/g，尿 α_1-微球蛋白24.42 mg/L，尿 β_2-微球蛋白0.35 mg/L。

2020年7月19日尿沉渣：蛋白质（++）、蛋白质定性（++～+++）个。患者复查尿液分析尿蛋白较前较少，人血白蛋白正常。

三、诊断

原发性肾病综合征。

四、知识扩展

原发性肾病综合征是指由大量蛋白尿、低蛋白血症、高度水肿和高脂血症组成的一类临床综合征，许多肾脏病变都能引起。

原发性肾病综合征临床上可分为两型，其表现有一定差别。

（1）Ⅰ型（原发性肾小球肾病）：①大量蛋白尿：尿蛋白定性检查＞+++，定量＞3.5 g/24 h；②低蛋白血症：血清总蛋白和白蛋白明显降低；③高度水肿：以双下肢最明显，严重时全身水肿，出现胸、腹腔积液及心包积液；④血脂增高。同时，患者无贫血，无持续性高血压和持续性肾功能不全，无明显血尿（红细胞＜10个/每高倍视野尿中）。

（2）Ⅱ型（肾病型慢性肾炎）：除具有Ⅰ型的四大表现（即"三高一低"）外，还伴有明显贫血、血尿、持续性高血压和持续性肾功能不全。

尿液检查：①尿常规：通过尿沉渣镜检观察尿液中蛋白、红细胞、白细胞等的存在，初步判断肾小球是否受损。原发性肾病综合征患者通常会出现大量蛋白尿（≥3.5 g/d）；②尿蛋白定量：24 h尿蛋白定量是评估蛋白尿程度的重要指标，有助于确诊原发性肾病综合征；③尿白蛋白/肌酐比值：该比值可用于评估蛋白尿的严重程度，并监测病情变化。

血液检查：①肾功能检查：包括血清肌酐、尿素氮等指标，用于评估肾脏的滤过功能和排泄功能。原发性肾病综合征患者可能伴有肾功能受损；②血浆白蛋白测定：原发性肾病综合征患者通常会出现低白蛋白血症（≤30 g/L），这是诊断该病的必备条件之一；③血脂检查：高脂血症是原发性肾病综合征的常见表现之一，因此血脂检查也是必要的。

免疫学检查：①血清补体测定：有助于区分单纯性肾病和肾炎性肾病，原发性肾病综合征患者补体水平可能正常或轻度升高；②自身抗体检测：如抗核抗体、抗双链DNA抗体等，有助于判断是否存在继发性肾脏疾病。

五、讨论分析

原发性肾病综合征是由不同病理改变的肾小球疾病构成的临床综合征。

通过尿沉渣镜检，检测尿液中是否有蛋白的存在，判断是否有肾小球病变。原发性肾病综合征患者的尿液中，尿蛋白量通常显著升高，24h尿蛋白定量常超过3.5g。同时，尿沉渣中可能含有各种管型。

血液生化测定通常需要晨起抽取血液标本，采集标本前不要进食和饮水，保持空腹状态，避免食物对血液成分产生影响。血液生化测定主要观察血脂、血浆蛋白等指标。原发性肾病综合征患者常出现血脂升高、血浆白蛋白降低等异常表现。

肾功能测定主要观察血肌酐、尿素氮等指标。原发性肾病综合征患者可能出现血肌酐、尿素氮的升高，表明肾功能受到损害。

在进行各项检验时，应尽量避免干扰因素，如药物、饮食、作息等的影响，以确保检验结果的准确性。

各项检验的结果应综合分析，结合患者的病史、症状、体征等，做出准确的诊断。通过综合分析检验结果，可以制定针对性的治疗方案，提高治疗效果，改善患者的生活质量。

病例 27 慢性肾衰竭

一、病例简介

患者，男，35岁，于2021年6月12日入院。

主诉：肌酐明显升高5个月。

现病史：患者发现肌酐升高10年，肌酐明显升高5个月，自觉尿中泡沫多，颜色深，有乏力，伴右腘窝酸痛，无肢体活动障碍，有咳嗽，为阵发性干咳，伴咽痛，无畏寒、发热，无喷嚏、流涕，无尿量减少，无尿频、尿急、尿痛，无双下肢水肿，无头晕、头痛，无畏光、脱发等。自起病以来，饮食差，伴恶心，无呕吐，睡眠、小便可，腹泻与便秘交替，大便不成形，偶有便秘，经常灌肠，每周1次，近半年来体重下降约5 kg。

既往史：既往有原发性高血压病史10年，最高压达202/110 mmHg。

个人史：个人史：无外地久居史，无疫区长期居住史。无毒物、粉尘及放射性物质接触史。

家族史：父母身体健康。家族中无类似病史。

二、检验结果

血常规：白细胞计数6.14×10^9/L，中性粒细胞百分率73.7%，淋巴细胞百分率12.7%，红细胞计数2.27×10^{12}/L，血红蛋白73 g/L。A25特定蛋白分析：尿N-乙酰-β-葡萄糖苷酶15.79 IU/L，尿免疫球蛋白G 121.10 mg/L，尿α_2-巨球蛋白＜0.1 mg/L，尿微量白蛋白568.54 mg/L，尿转铁蛋白28.85 mg/L，尿肌酐4.12 mmol/L，尿微量白蛋白/肌酐比值1 219.90 mg/g，尿视黄醇结合蛋白8.21 mg/L，尿α-微球蛋白32.43 mg/L、尿β-微球蛋白＞3.10 mg/L。

三、诊断

（1）慢性肾衰竭。

（2）高尿酸血症。

（3）高钾血症。

四、知识扩展

慢性肾衰竭（CRF）是指各种原因造成慢性进行性肾实质损害，致使肾脏明显萎缩，不能维持基本功能，临床出现以代谢产物潴留，水、电解质、酸碱平衡失调，全身各系统受累为主要表现的临床综合征。

慢性肾衰竭对机体各系统均可产生影响，临床表现多种多样，与导致慢性肾衰竭的基础疾病种类和肾功能不全程度相关。慢性肾衰竭对机体的最主要的危害有两方面：一是大多数患者不可避免地进入终末期肾病，必须依赖肾替代治疗以延长生命；二是心脑血管并发症发生率和病死率明显增加。肾有强大的代偿功能，GFR在50 mL/（min·1.73 m^2）以上时，血清肌酐可以正常，患者可以没有任何症状；当GFR进一步下降，降至50 mL/（min·1.73 m^2）以下时，在一般情况下，患者可能仅有乏力、夜尿增多等表现，易被患者忽视；当GFR降至25 mL/（min·1.73 m^2）以下时，患者可以有明显的贫血、恶心、呕吐、食欲减退等消化道症状；当GFR降至10 mL/（min·1.73 m^2）以下时，患者才表现出典型的尿毒症症状。肾小球疾病多表现出明显的高血压、蛋白尿、血尿、少尿等。肾小管间质疾病患者更多表现为严重贫血、代谢性酸中毒、夜尿增多，高血压相对少见。糖尿病肾病患者在晚期肾功能不全时，可以有大量蛋白尿，GFR下降速率比较快，心脑血管并发症发生率高，可以出现Ⅱ型肾小管性酸中毒和高钾血症，尤其是在联合使用血管紧张素转化酶抑制药和血管紧张素Ⅱ受体拮抗药时，高钾血症发生率更高，B超示双肾体积并未缩小，但应引起重视。

肾功能检查：①血清肌酐（Cr）：血清肌酐是肌肉代谢的产物，主要通过肾小球滤过排出体外。慢性肾衰竭患者肾小球滤过率下降，血清肌酐水平升高；②尿素氮（BUN）：尿素氮是蛋白质代谢的产物，也主要通过肾小球滤过排出体外。慢性肾衰竭患者尿素氮水平同样会升高；③肾小球滤过率（GFR）：GFR是评估肾功能的重要指标，慢性肾衰竭患者GFR明显降低。

电解质检查：①血钾：慢性肾衰竭患者可能出现高钾血症或低钾血症，具体取决于肾脏的排钾功能及患者的饮食情况；②血钠、血氯：用于评估患者的水盐平衡状态，慢性肾衰竭患者可能出现水钠潴留或低钠血症；③血钙、血磷：慢性肾衰竭患者常出现钙磷代谢紊乱，表现为血钙降低、血磷升高。

血常规及生化检查：①血红蛋白（Hb）：慢性肾衰竭患者常因肾性贫血而出现血红蛋白降低；②白蛋白：慢性肾衰竭患者可能因蛋白质摄入不足或丢失过多而出现白蛋白降低；③血糖、血脂：慢性肾衰竭患者可能出现血糖、血脂代谢紊乱。

尿液检查：①尿常规：观察尿液的颜色、透明度、比重等，以及尿蛋白、尿红细胞、尿白细胞等指标；②尿蛋白定量：评估患者蛋白尿的程度；③尿沉渣检查：观察尿液中的细胞、管型等成分，有助于判断肾脏病变的类型和程度。

五、讨论分析

尿常规检查是慢性肾衰竭的初步筛查手段。通过观察尿液中的蛋白质、红细胞等指标是否存在异常，可以初步判断是否存在肾脏损伤。尿微量白蛋白检测可以早期发现肾脏疾病，对慢性肾衰竭的诊断有重要意义。慢性肾衰竭患者尿微量白蛋白水平通常升高，且随着病情的进展，尿微量白蛋白水平会持续升高。

进行尿常规检查时，应正确留取中段尿液作为化验标本，以减少污染物的混入。进行血液检查时，应确保采集的样本无污染、无溶血等情况。尿液样本应避免放置于温度过高或过低的环境中，以免影响尿液中的有形成分，导致检验结果不准确。

如需空腹检验，应在检验前保持空腹状态，避免进食和饮水。

慢性肾衰竭是一种慢性疾病，需要长期监测和管理。患者应定期进行肾功能检查，以便及时发现病情变化。

病例 ㉘ 慢性肾小球肾炎

一、病例简介

患者，男，26岁，于2023年5月12日入院。

主诉：反复蛋白尿、血尿2年余，发热半天。

现病史：反复蛋白尿、血尿2年余，发热半天。体温37.1℃，脉搏99次/分，呼吸20次/分，血压142/80 mmHg。正常面容，咽部有充血，扁桃体Ⅲ度肿大，有白色脓性分泌物。双肺呼吸音清晰，未闻及干湿啰音和胸膜摩擦音。心率99次/分，律齐，无早搏，心音正常，各瓣膜区未闻及杂音。腹平软，全腹无压痛及腹肌紧张，肝及肾区无叩击痛，腹部移动性浊音阴性，双肾区无叩击痛。双下肢无水肿。

既往史：不详。

个人史：无疫区、疫情、疫水接触史，无牧区、矿山、高氟区、低碘区居住史，无化学性物质、放射性物质、有毒物质接触史。

家族史：家族中否认传染性疾病及类似病史。

二、检验结果

尿常规：尿蛋白（+++），隐血（++）。尿特定蛋白分析：N-乙酰-β-d-葡萄糖苷酶70.67 IU/L，尿免疫球蛋白G 210.93 mg/L，尿α_2-巨球蛋白＜0.1 mg/L，尿微量白蛋白＞2077.00 mg/L，尿转铁蛋白＞84.50 mg/L，尿肌酐26.29 mmol/L，尿微量白蛋白/肌酐比值≥698.40 mg/g，尿α_1-微球蛋白52.78 mg/L，尿β_2-微球蛋白1.91 mg/L。尿沉渣分析：红细胞总数3.75×10^5/mL，变异型40%，蛋白质定性（+++）个。大便常规（+），OB正常。免疫球蛋白λ型轻链（尿液）56.0 mg/L，免疫球蛋白κ型轻链（尿液）112.00 mg/L，κ/λ（尿液）2；24 h尿蛋白定量（3200 mL）0.12 g。

三、诊断

慢性肾小球肾炎。

四、知识扩展

慢性肾小球肾炎可发生于任何年龄，但以青、中年男性为主。起病方式和临床表现多样。多数起病隐袭、缓慢，以血尿、蛋白尿、高血压、水肿为其基本临床表现。一般而言，凡有尿检异常（血尿、蛋白尿、管型尿）、水肿及高血压病史，病程迁延，无论有无肾功能损害均应考虑此病，肾活检病理检查可确诊并有利于指导治疗和判断预后。慢性肾小球肾炎早期应该针对其病理类型给予相应的治疗，抑制免疫介导炎症、抑制细胞增殖、减轻肾脏硬化。

根据临床表现不同，将其分为以下五个亚型：

普通型：较为常见。病程迁延，病情相对稳定，多表现为轻度至中度的水肿、高血压和肾功能损害。尿蛋白（+）~（+++），镜下血尿和管型尿等。病理改变以IgA肾病、非IgA系膜增生性肾炎较常见，也可见于局灶节段性肾小球硬化和（早期）膜增生性肾炎等。

肾病性大量蛋白尿型：除具有普通型的表现外，部分患者可表现肾病性大量蛋白尿，病理分型以微小病变型肾病、膜性肾病、膜增生性肾炎、局灶性肾小球硬化等为多见。

高血压型：除上述普通型表现外，以持续性中等度血压增高为主要表现，特别是舒张压持续增高，常伴有眼底视网膜动脉细窄、迂曲和动、静脉交叉压迫现象，少数可有絮状渗出物和（或）出血。病理以局灶节段肾小球硬化和弥漫性增生为多见或晚期不能定型或多有肾小球硬化表现。

混合型：临床上既有肾病型表现又有高血压型表现，同时多伴有不同程度肾功能减退征象。病理改变可为局灶节段肾小球硬化和晚期弥漫性增生性肾小球肾炎等。

急性发作型：在病情相对稳定或持续进展过程中，由于细菌或病毒等感染或过劳等因素，经较短的潜伏期（1~5 d），而出现类似急性肾炎的临床表现，经治疗和休息后可恢复至原先稳定水平或病情恶化，逐渐发生尿毒症；或是反复发作多次后，肾功能急剧减退出现尿毒症一系列临床表现。病理改变为弥漫性增生、肾小球硬化基础上出现新月体和（或）明显间质性肾炎。

尿液检查：①尿常规：用于检测尿液中的蛋白质、红细胞、白细胞等成分，慢性肾小球肾炎患者常出现蛋白尿、血尿等异常；②尿蛋白定量：评估患者蛋白尿的程度，有助于判断肾脏病变的严重程度；③尿红细胞位相观察尿中红细胞的形态，有助于鉴别肾小球源性血尿和非肾小球源性血尿；④尿沉渣检查：观察尿液中的细胞、管型等成分，对判断肾脏病变的类型和程度有重要意义。

血液检查：①血常规：用于检测患者的血红蛋白、白细胞、血小板等指标，慢性肾小球肾炎患者可能出现贫血、白细胞增高等异常；②血液生化检查：包括血浆白蛋白、血胆固醇、血尿素氮、血肌酐等指标，有助于评估患者的肾功能及代谢情况。

肾功能检查：包括肾小球滤过率（GFR）、内生肌酐清除率等指标，用于评估患者的肾功能状态。

五、讨论分析

慢性肾小球肾炎是一种常见的肾脏疾病，其病程较长且易反复发作，因此在检验过程中需要特别注意，以确保检验结果的准确性。

检查前避免剧烈运动：因为剧烈运动会影响血肌酐和尿素氮的水平，建议在检查前24h内避免剧烈运动和重体力劳动。

控制饮食：检查前3天内应避免高蛋白饮食，因为蛋白质摄入过多会影响尿素氮的检测结果。同时，避免饮用咖啡和浓茶，以免影响检查结果。保持正常的饮食和水分摄入，避免暴饮暴食或过度节食。

空腹检查：肾功能检查一般需要空腹进行，建议在检查前6～8h禁食禁水，以确保检查结果准确。

留取尿液标本的时间：最好选择早晨第一次排尿的尿液作为样本，因为晨尿浓度较高，有利于提高检查的准确性。建议留取中段尿液，即先排出一部分尿液后再收集，这样可以减少尿道口细菌对样本的污染。

及时送检：尿液标本留取后应尽快送检，避免长时间放置导致尿液成分发生变化，影响检验结果。

在病情急性期或病情不稳定时，患者应以休息为主，避免过度劳累。

病例 29　急性肾盂肾炎

一、病例简介

患者，女，46岁，于2020年4月12日入院。

主诉：出现左侧腰部胀痛。

现病史：患者2 d前无明显诱因出现左侧腰部胀痛，持续性痛，无右下腹、会阴部放射。伴发热，体温最高达39.8℃，有畏寒寒战，无肉眼血尿，无尿频、尿急、尿痛，无恶心及呕吐，无排尿费力，无尿液自主流出。无头晕、头痛，无胸闷及心悸，无咳嗽及咳痰。自服退热药后可退至正常，数小时又再次出现发热。患者反复发热，腰部胀痛逐渐加重，门诊以"肾盂肾炎"收入院。患者发病以来，精神一般，食欲尚可，食量正常，大小便尚正常、体重无变化。1个月前体检发现"幽门螺杆菌感染"，服用"奥美拉唑＋枸橼酸铋钾＋克拉霉素＋阿莫西林"14 d抗幽门螺杆菌。

既往史：否认肝炎、结核、疟疾病史，否认高血压、心脏病史，否认糖尿病、脑血管疾病、精神疾病史，否认手术、外伤、输血史，否认食物、药物过敏史。

个人史：有新冠疫苗接种史。已婚育。

家族史：无高血压、糖尿病等病史。

二、检验结果

酮体（++），隐血（+），白细胞酯酶（+）。尿培养加药敏：大肠埃希菌阳性。尿沉渣全套：肾小医学管上皮细胞3.2个/微升，非鳞状上皮细胞3.4个/微升。

血常规：白细胞计数：15.2×10^9/L。中性粒细胞百分比：85%。

三、诊断

急性肾盂肾炎。

四、知识扩展

急性肾盂肾炎是一种累及肾实质和肾盂的感染性疾病，多数为一侧，偶尔双侧肾脏受累。临床引起肾盂肾炎的致病菌以大肠杆菌为常见，部分为副大肠杆菌、变形杆菌、产气杆菌、粪链球菌、肠球菌和绿脓杆菌等所致。急性肾盂肾炎好发于女性，男女之比约为（3～5）∶1，其中以生育年龄妇女以及小婴儿发病率为高。

表现为典型的急性肾盂肾炎起病急骤，临床表现为发作性的寒战，发热，腰背痛（肋脊角处有明显的叩击痛），通常还伴有腹部绞痛、恶心、呕吐、尿痛、尿频和夜尿增多，本病可发生于各种年龄，但以育龄妇女最多见，主要有下列症状：一般症状：高热，寒战，体温多在38～39℃，也可高达40℃，热型不一，一般呈弛张型，也可呈间歇或稽留型，伴头痛，全身酸痛，热退时可有大汗等。泌尿系症状：患者有腰痛，多为钝痛或酸痛，程度不一，少数有腹部绞痛，沿输尿管向膀胱方向放射；体检时在上输尿管点（腹直肌外缘与脐平线交叉点）或肋腰点（腰大肌外缘与十二肋交叉点）有压痛，肾区叩痛阳性，患者常有尿频、尿急、尿痛等膀胱刺激症状，在上行性感染时，可先于全身症状出现。胃肠道症状：可有食欲不振、恶心、呕吐，个别患者可有中上腹或全腹疼痛。菌血症和脓毒血症：有症状的急性肾盂肾炎患者，在其疾病过程中都可并发菌血症。休克和弥散性血管内凝血（disseminated intravascular coagulation，DIC）。儿童患者的泌尿系症状常不明显，起病时除高热等全身症状外，常有惊厥，抽搐发作，2岁以下小儿可出现发热、呕吐、非特异性的腹部不适或不好动。

尿液检查：①尿常规：急性肾盂肾炎患者的尿常规常显示白细胞尿、血尿和蛋白尿。白细胞尿提示尿路感染，血尿可能由炎症导致的肾实质或肾盂黏膜损伤引起，蛋白尿则可能因肾小球滤过膜受损而产生；②尿细菌培养：这是确诊急性肾盂肾炎的关键检查。通过中段尿细菌培养，可以明确致病菌种类，指导后续抗生素治疗；③尿沉渣镜检：观察尿沉渣中的细胞、管型等成分，有助于判断肾脏病变的严重程度。

硝酸盐还原试验：部分革兰氏阴性杆菌（如大肠杆菌）可使尿液中的硝酸盐还原为亚硝酸盐，此试验阳性提示可能存在这类细菌感染。

血液检查：①血常规：急性肾盂肾炎患者血常规常显示白细胞总数和中性粒细胞比例增高，提示体内存在感染；②C-反应蛋白（CRP）和血沉：这两项指标在急性炎症期常升高，可用于评估炎症程度。

肾功能检查包括血肌酐、尿素氮等指标，用于评估肾脏功能状态。在急性肾盂肾炎中，这些指标可能因肾脏受损而升高。

五、讨论分析

实验室检查的局限性：虽然实验室检查在急性肾盂肾炎的诊断和病情评估中起着重要作用，但部分患者在早期可能无明显异常表现或仅出现轻微异常。因此，在诊断急性肾盂肾炎时，需要结合患者的临床表现、影像学检查及肾活检等综合判断。

及时性与准确性：急性肾盂肾炎是一种急性感染性疾病，及时、准确的实验室检查对于指导治疗至关重要。因此，在采集标本时应注意无菌操作，避免污染；同时，实验室应尽快出具检查结果，以便医生及时制定治疗方案。

体化治疗的重要性：急性肾盂肾炎患者的个体差异较大，因此治疗方案需要个体化制定。在制定治疗方案时，需要充分考虑患者的年龄、性别、病因、病情严重程度及并发症情况等因素。

病例 ㉚　肾上腺皮质功能亢进

一、病例简介

患者，女，26岁，于2023年6月7日入院。

主诉：月经量减少、多毛、体重增加和容易挫伤。

现病史：患者，因月经量减少、多毛、体重增加和容易挫伤就诊。查体血压正常，满月脸，呈向心性肥胖。有关辅助检查提示轻微的骨质疏松，垂体窝正常。尿游离皮质醇为2200 nmol/24 h，尿素4.6 mmol/L，肌酐80 μmol/L，钾3.0 mmol/L，钠142 mmol/L，氯98 mmol/L，碳酸氢根34 mmol/L，皮质醇870 nmol/L。地塞米松抑制试验（即午夜患者服2 mg地塞米松）第2天晨9点的皮质醇为920 nmol/L。高剂量地塞米松抑制试验和ACTH分析（血浆）如下：第1天3.0 nmol/L，第2天650 nmol/L，第3天390 nmol/L，皮质醇1 020 nmol/L，ACTH 100 pg/mL。

既往史：不详。

个人史：无外地久居史，无疫区长期居住史。生活规律，无吸烟史。无重大精神创伤史。

家族史：父母体健。家族中否认遗传性疾病及类似病史。

二、检验结果

尿游离皮质醇为2 200 nmol/24 h，尿素4.6 mmol/L，肌酐80 μmol/L，钾3.0 mmol/L，钠142 mmol/L，氯98 mmol/L，碳酸氢根34 mmol/L，皮质醇870 nmol/L。

地塞米松抑制试验：小剂量地塞米松抑制试验（0.5 mg q6h×2 d）后，尿游离皮质醇未降至正常水平。大剂量地塞米松抑制试验（2 mg q6h×2 d）后，尿游离皮质醇水平较基础值下降50%。

三、诊断

肾上腺皮质功能亢进。

四、知识扩展

肾上腺皮质功能亢进症是由于肾上腺增生或腺瘤等各种病因导致一种或数种肾上腺皮质激素分泌过多的综合征，临床较为罕见。典型症状表现为向心性肥胖、满月脸、水牛肩、皮肤薄、皮肤紫纹、高血压等。部分患者通过手术治疗可治愈。

上腺皮质功能亢进主要表现为糖皮质激素分泌增多，引起的多血质可能会导致满月脸、水牛背，皮肤的毛发可能会较多、较黑，并且可能会影响糖脂代谢，导致血糖升高。因为糖皮质激素主要作用是升高血糖，因此有些患者可能会出现糖尿病。激素水平的紊乱，会导致基线水平升高，并且会伴发代谢紊乱。

血生化检查：①血糖、血钾、血钠等电解质水平的变化可反映肾上腺皮质功能亢进时激素分泌异常对体内环境的影响；②血糖升高可能由于糖皮质激素过多导致胰岛素抵抗，血钾降低则可能由于醛固酮过多导致钾离子排出过多。

血浆激素测定：①血浆皮质醇、醛固酮、性激素等激素水平的测定是诊断肾上腺皮质功能亢进的关键；②皮质醇增多可能提示库欣综合征，醛固酮增多则可能提示原发性醛固酮增多症。

尿激素测定：尿游离皮质醇、尿17-羟皮质类固醇、尿17-类固醇等指标的测定有助于进一步确认肾上腺皮质功能亢进的诊断。

五、讨论分析

实验室检查的局限性：实验室检查在肾上腺皮质功能亢进的诊断中具有一定

的局限性，因为部分患者的激素水平可能无明显异常。

因此，诊断肾上腺皮质功能亢进需要综合考虑临床表现、体格检查和影像学检查等多方面的信息。个体化治疗的重要性：肾上腺皮质功能亢进患者的个体差异较大，治疗方案需要个体化制定。在制定治疗方案时，应充分考虑患者的年龄、性别、病情严重程度及并发症情况等因素。

监测与随访：对于肾上腺皮质功能亢进患者，应定期进行实验室检查以监测病情变化。如发现激素水平异常或电解质失衡等情况，应及时调整治疗方案并加强随访。

病例 ㉛ 糖尿病昏迷合并代谢性酸中毒

一、病例简介

患者，男，45岁，于2023年10月25日入院。

主诉：昏迷状态入院。

现病史：因昏迷状态入院，体检血压117/79 mmHg，脉搏101次/分，呼吸28次/分。

既往史：糖尿病10年。

个人史：无外地久居史。生活规律，无吸烟史。无毒物、粉尘及放射性物质接触史，无旅游史。

家族史：母亲有糖尿病史。

二、检验结果

生化检验：血糖10.1 mmol/L、β-羟丁酸1.0 mmol/L、尿素8.0 mmol/L、钾5.0 mmol/L、钠160 mmol/L、氯104 mmol/L，pH 7.136，二氧化碳分压30 mmHg，氧分压74 mmHg，碳酸氢根9.9 mmol/L。

三、诊断

糖尿病昏迷合并代谢性酸中毒。

四、知识扩展

糖尿病是一种以高血糖（指血糖高于正常值，空腹血糖高于6.1 mmol/L，餐后2 h血糖高于7.8 mmol/L，均可以称为高血糖）为特征的代谢性疾病。糖尿病昏迷是糖尿病非常严重的急性并发症，若没有尽快发现并且迅速治疗，可能会危及生命。本病常见于血糖控制不佳的2型糖尿病患者，在老年患者、慢性病患者和生活不能自理的患者中极为常见。

代谢性酸中毒（metabolic acidosis）是由于体内酸性物质的积聚或产生过多，或碳酸氢根离子丢失过多所致，是临床上最常见的酸碱平衡失调。

糖尿病症状加重和胃肠道症状：糖尿病酮症酸中毒（DKA）代偿期，病人表现为原有糖尿病症状如多尿、口渴等症状加重，明显乏力，体重减轻；随DKA病情进展，逐渐出现食欲减退、恶心、呕吐，乃至不能进食进水。少数病人尤其是1型糖尿病患儿可有广泛性急性腹痛，伴腹肌紧张及肠鸣音减弱而易误诊为急腹症。原因未明，有认为可能与脱水、低血钾所致的胃肠道扩张或麻痹性肠梗阻等有关。

酸中毒大呼吸和酮臭味：患者表现为呼吸频率增快，呼吸深大，由酸中毒所致，当血pH < 7.2时可能出现，以利排酸；当血pH < 7.0时则可发生呼吸中枢受抑制而呼吸麻痹。重度DKA，部分患者呼吸中可有类似烂苹果味的酮臭味。

脱水和（或）休克：中、重度DKA病人常有脱水症状和体征。高血糖导致大量渗透性利尿，酸中毒时大量排出细胞外液中的钠，使脱水呈进水性加重。当脱水量达体重的5%时，患者可有脱水征，如皮肤干燥，缺少弹性，眼球及两颊下陷，眼压低，舌干而红。如脱水量超过体重的15%时，则可有循环衰竭，症状包括心率加快、脉搏细弱、血压及体温下降等，严重者可危及生命。

意识障碍：意识障碍的临床表现个体差异较大。早期表现为精神不振，头晕、头痛，继而烦躁不安或嗜睡，逐渐进入昏睡，各种反射由迟钝甚而消失，终至进入昏迷。意识障碍的原因尚未阐明。严重脱水、血浆渗透压增高，脑细胞脱水及缺氧等对脑组织功能均产生不良影响；有认为血中酮体尤其是乙酰乙酸浓度过高，可能与昏迷的产生关系密切，而β-羟丁酸堆积过多为导致酸中毒的重要因素，丙酮则大部分从呼吸排出且其毒性较小。

诱发疾病的表现：各种诱发病均有其自身的特殊表现，应予注意识别，避免与DKA相互混淆或相互掩盖而延误诊治。

血糖检测：①血糖水平显著升高是糖尿病昏迷的主要特征之一；②高血糖状态可能伴随脱水、血液浓缩，导致血糖值异常高。

电解质与渗透压检测：①电解质（如钠、钾、氯）的失衡是糖尿病昏迷合并代谢性酸中毒的常见表现；②血浆渗透压升高，特别是有效渗透压超过320 mmol/L时，可出现精神症状，超过350 mmol/L时，40%的患者可能有神志模糊或昏迷。

血气分析：①代谢性酸中毒时，血液pH下降，二氧化碳分压降低，碳酸氢盐减少；②血气分析可以准确反映酸碱平衡状态，有助于诊断代谢性酸中毒。

尿常规与尿酮体检测：①尿糖强阳性，尿酮体阳性或强阳性提示糖尿病酮症酸中毒；②尿量及尿比重变化可反映脱水程度。

肾功能检查：糖尿病昏迷合并代谢性酸中毒时，可能出现肾功能损害，表现为尿素氮（BUN）和肌酐（CREA）升高。

五、讨论分析

糖尿病昏迷合并代谢性酸中毒病情进展迅速，样本采集应及时进行，延迟采集可能会导致指标的变化，及时、准确的检验对于诊断和治疗至关重要。

血糖检测是糖尿病昏迷诊断的基础，高血糖水平是糖尿病酮症酸中毒的重要特征。同时，需检测血酮体（乙酰乙酸、β-羟丁酸）水平，其升高是酮症酸中毒的直接证据。注意血糖和血酮体检测的准确性，避免因样本处理不当或仪器误差导致的假阳性或假阴性结果。

尿常规检查可以检测尿糖、尿酮体等指标，辅助判断糖尿病酮症酸中毒的程度。尿酮体的出现是酮症酸中毒的重要标志。采集尿液样本时应注意清洁，避免污染。

血乳酸检测需使用抗凝管采集血样，并及时送检，避免血样放置时间过长影响检测结果。

糖尿病昏迷合并代谢性酸中毒患者病情危重，检验人员在采集样本和进行检测过程中需注意安全防护，避免职业暴露和交叉感染。采集血样时需使用一次性采血针和采血管，严格遵守无菌操作规程。处理样本时需佩戴手套、口罩等防护用具，避免直接接触患者的血液、体液。

检验结果需结合临床症状进行综合分析。

病例 ㉜　1型糖尿病性酮症酸中毒

一、病例简介

患者，男，19岁，于2024年4月30日入院。

主诉：嗜睡3 h。

现病史：患者自诉3 h前出现嗜睡，胸闷气短，胸部疼痛，恶心呕吐，呕吐物为黄绿色苦水，头晕头痛，视物模糊，全身多关节游走性疼痛，腰疼、腰困，无视物旋转，无腹痛、腹泻，自行口服"速效救心丸"后症状未见明显好转，遂拨打"120"就诊，时测血糖31 mmol/L。

刻下症见：患者神清，精神差，嗜睡，血糖测不出，胸闷气短，胸部疼痛，恶心呕吐，呕吐物为黄绿色苦水，头晕、头痛，视物模糊，全身多关节游走性疼痛，腰疼、腰困。

既往史：患者健康一般，无高血压病史。不承认有传染性疾病。是否有疫苗注射史未明。否认外科手术和创伤。否认有输血历史。否认饮食和药物过敏。辅助系统检查没有异常。

个人史：外地久居史，无疫区长期居住史。生活规律，无吸烟史。无饮酒史。无毒物、粉尘及放射性物质接触史，无旅游史。无重大精神创伤史。

家族史：否认家族遗传病传染病等类似疾病史。

二、检验结果

2024年4月30日生化常规（静脉血）：葡萄糖37.29 mmol/L，血尿酸667 μmol/L，二氧化碳结合力7.1 mmol/L，天门冬氨酸氨基转移酶46 IU/L，谷氨酰基转移酶

65 IU/L，碱性磷酸酶198 IU/L，总胆固醇6.43 mmol/L，甘油三酯6.47 mmol/L，乳酸脱氢酶274 IU/L，磷酸肌酸激酶36 IU/L，磷酸肌酸激酶同工酶29.5 IU/L，超氧化物歧化酶229 IU/mL，血清镁1.03 mmol/L，血清无机磷2.12 mmol/L，血清钾5.39 mmol/L，血清氯92.70 mmol/L。糖化血红蛋白测定（静脉血）：糖化血红蛋白12.40%。

2024年5月1日生化常规（静脉血）：葡萄糖14.51 mmol/L，血清肌酐56 μmol/L，血尿酸624 μmol/L，二氧化碳结合力10.5 mmol/L，总蛋白63.8 g/L，碱性磷酸酶132 IU/L，甘油三酯2.54 mmol/L，磷酸肌酸激酶35 IU/L，血清无机磷0.65 mmol/L。

2024年5月2日生化常规（静脉血）：葡萄糖11.66 mmol/L，尿素氮1.90 mmol/L，血清肌酐40 μmol/L，二氧化碳结合力21.2 mmol/L，总蛋白56.6 g/L，白蛋白35.4 g/L，磷酸肌酸激酶22 IU/L，血清无机磷0.84 mmol/L。

2024年5月4日生化常规（静脉血）：葡萄糖9.30 mmol/L，血清肌酐43 μmol/L，总蛋白：53.2 g/L，白蛋白34.1 g/L，球蛋白19.1 g/L，甘油三酯2.75 mmol/L，磷酸肌酸激酶16 IU/L，血清钾3.47 mmol/L，血清钙2.09 mmol/L。

三、诊断

（1）1型糖尿病性酮症酸中毒。

（2）肺炎支原体感染。

（3）高脂血症。

（4）尿路感染。

四、知识扩展

糖尿病酮症酸中毒（diabetic ketoacidosis，DKA）是指糖尿病患者在各种诱因的作用下，胰岛素不明显增加，升糖激素不适当升高，造成糖、蛋白质、脂肪以至于水、电解质、酸碱平衡失调而导致高血糖、高血酮、酮尿、脱水、电解质紊乱、代谢性酸中毒等病理改变的症候群，系内科常见急症之一。

表现为发病前1 d至数天，患者糖尿病症状加重，已有烦渴、多饮、多尿加重、极度软弱无力。脱水明显，水分的丢失可高达体重的10%。患者口干、舌干色红、皮肤干燥、缺乏弹性，重者眼球下陷、脉速而弱、四肢厥冷，血压降低，休克，严重时因肾血流量不足而出现少尿。呼吸深而快，呼气有酮味，如烂苹果味，当血pH≤7时，可因脑干受到抑制，呼吸减慢。可有饮食减少、恶心呕吐、腹痛等；有时可出现腹部压痛，以至腹肌紧张而被误诊为外科急腹症。当病情进一步加重时，则出现意识不清，并逐渐进入昏迷状态。

血糖检测：①血糖水平通常显著升高，是DKA的主要生化特征之一；②血糖值常超过16.7 mmol/L，甚至可达33.3 mmol/L以上。

解质与血气分析：①电解质失衡，如血清钠、钾、氯离子水平异常；②血气分析显示代谢性酸中毒，血液pH下降，二氧化碳分压降低，碳酸氢盐减少。

血清酮体检测：①血清酮体水平显著升高，是DKA的关键诊断指标；②酮体包括β-羟丁酸、乙酰乙酸和丙酮，其中β-羟丁酸为主要成分。

尿常规：①尿糖强阳性，尿酮体阳性或强阳性；②尿量及尿比重变化可反映脱水程度。

其他检查：①血常规、肾功能、肝功能等常规检查，以评估患者整体健康状况；②胰岛素及C肽水平测定，有助于了解胰岛功能状态。

五、讨论分析

实验室检查的及时性与准确性：①DKA是一种紧急状况，及时、准确的实验室检查对于指导治疗至关重要；②实验室应尽快出具检查结果，以便医生及时制定治疗方案。

个体化治疗的重要性：①DKA患者的个体差异较大，治疗方案需要个体化制定；②在制定治疗方案时，需要充分考虑患者的年龄、性别、病情严重程度及并发症情况等因素。

预防与监测：①糖尿病患者应定期进行血糖、电解质、血气分析和肾功能等指标的监测，以便及时发现并处理异常情况；②通过合理的饮食控制、药物治疗和运动锻炼等措施，可以降低DKA的发生风险。

病例 ㉝ 2型糖尿病

一、病例简介

患者，男性，44岁，于2022年11月5日入院。

主诉：口干、多饮、多尿10个月，发现血糖升高3 d。

现病史：患者10月前在无明显诱因下出现口干、多饮，自述饮水次数及胃纳明显增加，排尿次数增多3~4次/日，未予以重视。3 d前体检，空腹血糖11.5 mmol/L，尿糖（+++），为进一步诊治入院。起病来，夜眠佳，二便无殊，体重无明显改变。

既往史：否认高血压、心脏病、胰腺炎等病史，否认外伤、手术史。否认过敏史及用药史。否认家族遗传性疾病史及传染性疾病史。吸烟20余年，40支/日；否认饮酒史。

个人史：起居习惯、卫生习惯、饮食规律，无重大精神创伤史。

家族史：无类似病史及遗传病史。

二、检查结果

钠138 mmol/L，钾4.3 mmol/L，氯100 mmol/L，钙2.17 mmol/L，总胆固醇3.93 mmol/L，甘油三酯0.77 mmol/L，低密度脂蛋白胆固醇2.77 mmol/L，高密度脂蛋白胆固醇1.05 mmol/L，apoA1 1.1 g/L，载脂蛋白B 0.9 g/L。空腹血糖11.5 mmol/L，糖化血红蛋白11.5%，糖化白蛋白33.4%，血酮体（-），血乳酸1.2 mmol/L。抗谷氨酸脱羧酶抗体、抗胰岛素抗体、抗胰岛细胞抗体均阴性。

三、诊断

2型糖尿病。

四、知识扩展

2型糖尿病（T2DM）是由胰岛素分泌绝对或相对不足，或靶组织细胞对胰岛素敏感性降低，而引起血糖、蛋白质、脂肪等一系列代谢紊乱，临床以高血糖为主要特征的一类疾病。长期糖类以及脂肪、蛋白质代谢紊乱可引起多系统损害；病情严重或应激时可发生急性严重代谢紊乱，如糖尿病酮症酸中毒（diabetic ketoacidosis，DKA）、高渗高血糖综合征。

2型糖尿病中一部分病人以胰岛素抵抗为主，病人多肥胖，因胰岛素抵抗，胰岛素敏感性下降，血中胰岛素增高以补偿其胰岛素抵抗，但相对病人的高血糖而言，胰岛素分泌仍相对不足。此类病人早期症状不明显，仅有轻度乏力、口渴，常在明确诊断之前就可发生大血管和微血管并发症。饮食治疗和口服降糖药有效。另一部分病人以胰岛素分泌缺陷为主，临床上需要补充外源性胰岛素。

血糖水平测定：①空腹血糖：反映人体8～12 h无能量摄入状态下的血糖水平，是诊断糖尿病的重要依据。空腹血糖正常值通常为3.9～6.1 mmol/L。若空腹血糖值处于6.1～7.0 mmol/L，称为空腹血糖受损，是糖尿病前期的一种表现；②餐后血糖：反映人体进食后血糖的升高程度及胰岛B细胞分泌胰岛素的能力。正常餐后2 h血糖值应小于7.8 mmol/L。当餐后血糖大于7.8 mmol/L时，表示胰岛素活性或数量不足，可能诊断为糖尿病；③随机血糖：指随时能够检测到的血糖值。若随机血糖值大于11.1 mmol/L，并伴有"三多一少"（多饮、多食、多尿、体重减轻）等糖尿病典型症状，则可确诊为糖尿病。

糖化血红蛋白水平测定：糖化血红蛋白（HbA1c）是葡萄糖与血红蛋白发生非酶催化反应的产物，其水平与血糖浓度呈正相关，可反映患者近8～12周总的血糖水平。HbA1c的正常参考值为4%~6%。对于糖尿病患者，HbA1c是评估长期血糖控制情况的主要监测指标之一。

口服葡萄糖耐量试验（OGTT）：OGTT是判断体内胰岛B细胞功能以及机体对胰岛素分泌的调节能力的重要方法。受试者需在空腹状态下服用一定剂量的葡萄糖溶液（通常为75 g无水葡萄糖），并在随后的2 h内多次监测血糖变化。若OGTT 2 h血糖值大于11.1 mmol/L，则可诊断为糖尿病。

胰岛素释放试验：胰岛素释放试验能够评估胰腺B细胞功能及反应性，有助于区分1型糖尿病与2型糖尿病。该试验通常在空腹及给予负荷剂量葡萄糖后采集多个时间点的血液标本，并测定其中的胰岛素含量。2型糖尿病患者通常表现为胰岛素分泌高峰延迟或分泌不足。

C-肽水平测定：C-肽是胰岛B细胞合成和分泌的生物活性肽类物质，可作为内源性胰岛素产生的标志物。C-肽水平测定有助于了解胰岛B细胞的分泌功能及胰岛素的代谢情况。在2型糖尿病患者中，C-肽水平可能降低或正常，具体取决于病情的严重程度及病程的长短。

五、讨论分析

实验室检验在2型糖尿病的诊断、治疗和并发症监测中起着至关重要的作用。通过综合应用多种检验方法，医生可以全面了解患者的血糖水平、胰岛功能及并发症相关指标情况，从而制定个性化的治疗方案并进行有效的病情监测。此外，随着医学技术的不断进步和发展，新的检验方法和指标不断涌现，为2型糖尿病的实验室检验提供了更加全面和精准的手段。因此，在未来的临床实践中，我们需要不断关注和学习新的检验技术和方法以更好地服务于患者。

病例 ㉞　甲状腺功能减退症

一、病例简介

患者，男，60岁，于2023年9月5日入院。

主诉：反复胸闷2月余。

现病史：患者2个月前开始出现无明显诱因的胸闷不适，呈持续性，无明显胸痛症状。同时伴颜面部轻度水肿，四肢乏力。多次实验室检查心肌酶谱均升高，尤其是肌酸激酶显著升高达1980 IU/L，同时心脏彩超提示"左室收缩功能轻度下降，左室射血分数为45%"，心电图未见明显ST-T段动态变化，诊断为"冠心病，心绞痛"，给予扩张冠脉、营养心肌等治疗后效果不佳，故入院拟行进一步诊治。

既往史：患者既往有肾结石及脂肪肝史，否认心脏病、原发性高血压、糖尿病史，无烟酒等不良嗜好。

个人史：无外地久居史，无疫区长期居住史。偶尔饮酒，无毒物、粉尘及放射性物质接触史。

家族史：无与患者类似疾病，无家族遗传倾向的疾病。

二、检查结果

心肌酶谱：乳酸脱氢酶348 IU/L，肌酸激酶3 660 IU/L，肌酸激酶同工酶92 IU/L。总胆固醇5.66 mmol/L，三酰甘油3.06 mmol/L，低密度脂蛋白胆固醇3.3 mmol/L。血尿常规正常。肝功能：丙氨酸氨基转移酶131 IU/L；天冬氨酸氨基转移酶164 IU/L。肾功能：肌酐139 μmol/L，尿素氮7.6 mmol/L。

三、诊断

甲状腺功能减退症，甲状腺功能减退性心脏病。

四、知识扩展

甲状腺功能减退症（简称甲减），是由于甲状腺激素合成及分泌减少，或其生理效应不足所致机体代谢降低的一种疾病。按其病因分为原发性甲减，继发性甲减及周围性甲减三类。

面色苍白，眼睑和颊部虚肿，表情淡漠，全身皮肤干燥、增厚、粗糙多脱屑，非凹陷性水肿，毛发脱落，手脚掌呈姜黄色，体重增加，少数病人指甲厚而脆裂。

神经精神系统：记忆力减退，智力低下，嗜睡，反应迟钝，多虑，头晕，头痛，耳鸣，耳聋，眼球震颤，共济失调，腱反射迟钝，跟腱反射松弛期时间延长，重者可出现痴呆，木僵，甚至昏睡。

心血管系统：心动过缓，心排血量减少，血压低，心音低钝，心脏扩大，可并发冠心病，但一般不发生心绞痛与心衰，有时可伴有心包积液和胸腔积液。重症者发生黏液性水肿性心肌病。

消化系统：厌食、腹胀、便秘。重者可出现麻痹性肠梗阻。胆囊收缩减弱而胀大，半数病人有胃酸缺乏，导致恶性贫血与缺铁性贫血。

运动系统：肌肉软弱无力、疼痛、强直，可伴有关节病变如慢性关节炎。

内分泌系统：女性月经过多，久病闭经，不育症；男性阳痿，性欲减退。少数病人出现泌乳，继发性垂体增大。

病情严重时，由于受寒冷、感染、手术、麻醉或镇静剂应用不当等应激可诱发黏液性水肿昏迷或称"甲减危象"。表现为低体温（T＜35℃），呼吸减慢，心动过缓，血压下降，四肢肌力松弛，反射减弱或消失，甚至发生昏迷，休克，心肾功能衰竭。

呆小病：表情呆滞，发音低哑，颜面苍白，眼周浮肿，两眼距增宽，鼻梁扁塌，唇厚流涎，舌大外伸四肢粗短、鸭步。

幼年型甲减：身材矮小，智慧低下，性发育延迟。

甲状腺功能检查：①促甲状腺激素（TSH）：TSH是反映甲状腺功能最敏感的指标。在甲减患者中，由于甲状腺激素（T_4、T_3）水平下降，对腺垂体的负反馈作用减弱，导致TSH水平显著升高。因此，TSH是诊断原发性甲减的首选指标；②游离甲状腺素（FT_4）和游离三碘甲状腺原氨酸（FT_3）：FT_4和FT_3是血液中未与蛋白质结合的甲状腺激素部分，直接反映甲状腺的功能状态。在甲减患者中，FT_4和FT_3水平通常降低；③总甲状腺素（TT_4）和总三碘甲状腺原氨酸（TT_3）：虽然TT_4和TT_3也受甲减影响而降低，但由于它们受甲状腺素结合球蛋白（TBG）等因素的影响，其敏感性不如FT_4和FT_3。

甲状腺抗体检测：甲状腺球蛋白抗体（TgAb）和过氧化酶抗体（TPOAb）：这些抗体是自身免疫性甲状腺炎（如桥本甲状腺炎）的重要标志。在自身免疫性甲减患者中，这些抗体水平通常显著升高。

TRH兴奋试验：TRH（促甲状腺激素释放激素）兴奋试验可用于鉴别原发性甲减与垂体性甲减。原发性甲减患者TRH兴奋后TSH进一步升高，而垂体性甲减TSH反应低下。

其他检查：①血常规：甲减患者可出现轻度贫血；②血脂检查：甲减患者常伴有血脂异常，如总胆固醇（TC）、低密度脂蛋白胆固醇（LDL-C）等水平升高。

五、讨论分析

甲状腺功能减退症的病因可能与遗传因素、环境因素（如碘摄入不足或过量）、药物影响等有关。对于存在家族病史的患者，应更加关注甲状腺功能的变化。

在检查方法上，甲状腺功能减退症的确诊通常依赖于多种检查手段的综合评估。血液检查是最常用的方法，通过测定血液中的甲状腺激素水平，可以初步判断甲状腺功能是否减退。此外，血常规检查也可以了解患者是否存在轻、中度的贫血情况，以及血糖、血胆固醇或甘油三酯等指标的情况，虽然这些并不能直接用于诊断甲减，但可以作为辅助信息帮助医师进行诊断。在某些特殊情况下，可能需要进行细针穿刺活检，以排除甲状腺肿瘤或其他病变。

抽血前应做好皮肤清洁和卫生工作。在检验前一天晚上要保证充足的睡眠，避免熬夜，以确保身体处于最佳状态。检验前几天饮食应以清淡、营养为原则，避免摄入过多含碘丰富的食物，如海带、紫菜等，因为碘摄入过多可能会影响甲状腺激素水平，从而影响检验结果。避免饮用咖啡等刺激性饮品。避免剧烈运动，如跑步、跳绳、游泳等，因为运动可能会影响甲状腺激素水平。保持情绪稳定，避免焦虑、紧张等情绪波动，以免影响检验结果。

病例 35 高脂血症

一、病例简介

患者，男，36岁，于2022年6月7日入院。

主诉：在查体时发现右眼睑黄斑瘤和皮下多个结节性黄色瘤。

现病史：患者，在查体时发现右眼睑黄斑瘤和皮下多个结节性黄色瘤。

既往史：不详。

个人史：生活习惯一般，否认外地久居史，否认疫区、疫情、疫水接触史，否认化学性物质、粉尘、放射性物质、有毒物质接触史。

家族史：家族中否认遗传性疾病及类似病史。

二、检验结果

血浆混浊，血浆的胆固醇含量为6.5 mmol/L（正常值为3.1～5.7 mmol/L），血浆甘油三酯为5.6 mmol/L（正常值为1.1～1.7 mmol/L）。脂蛋白电泳：乳糜微粒（-）、低密度脂蛋白0.55、极低密度脂蛋白0.45、高密度脂蛋白胆固醇0.42，除此以外，未发现其他异常。

三、诊断

高脂血症（Ⅳ型）。

四、知识扩展

高脂血症或称高血脂、血脂异常，是指血清中的胆固醇、甘油三酯、低密度脂蛋白胆固醇水平升高，高密度脂蛋白胆固醇水平降低。遗传因素、不健康的生活方式以及糖尿病等因素都可能引起高脂血症。高脂血症可导致冠心病等动脉粥样硬化性心血管疾病，同时增加肿瘤的风险。经积极的综合治疗，本病的预后良好。

高脂血症的临床表现主要是脂质在真皮内沉积所引起的黄色瘤和脂质在血管内皮沉积所引起的动脉硬化。尽管高脂血症可引起黄色瘤，但其发生率并不很高；而动脉粥样硬化的发生和发展又是一种缓慢渐进的过程。因此在通常情况下，多数患者并无明显症状和异常体征。不少人是由于其他原因进行血液生化检验时才发现有血浆脂蛋白水平升高。

血脂检查：①总胆固醇（TC）：是血液中所有胆固醇的总和，其水平升高是高脂血症的重要指标之一；②低密度脂蛋白胆固醇（LDL-C）：是动脉粥样硬化的主要危险因素，其水平升高与心血管疾病风险增加密切相关；③高密度脂蛋白胆固醇（HDL-C）：具有抗动脉粥样硬化的作用，其水平降低可能增加心血管疾病的风险；④甘油三酯（TG）：是血液中主要的脂类成分之一，其水平升高也可能导致高脂血症。其他相关检查：①肝功能、肾功能、血糖和甲状腺功能等检查有助于排除其他可能导致血脂异常的疾病；②血液黏滞度分析、脂蛋白电泳和基因学检查等可进一步了解血脂代谢的情况，有助于高脂血症的分型和治疗方案的制定。

五、讨论分析

实验室检查的局限性：实验室检查虽然对于高脂血症的诊断和治疗具有重要意义，但并非万能。部分患者的血脂水平可能受到遗传、饮食、运动等多种因素的影响，因此需要结合其他信息进行综合判断。

个体化治疗的重要性：高脂血症患者的个体差异较大，治疗方案需要个体化制定。在制定治疗方案时，应充分考虑患者的年龄、性别、病情严重程度及并发症情况等因素。

综合治疗的必要性：高脂血症的治疗不仅依靠药物治疗，还需要结合饮食调整、运动疗法和生活方式改变等综合措施。这些措施的实施情况也会影响血脂水平的控制效果。

定期监测与随访：对于高脂血症患者，应定期进行实验室检查以监测病情变化。如发现血脂水平持续升高或出现新的并发症，应及时调整治疗方案并加强随访。

病例 ㊱ 高血压3级

一、病例简介

患者，女，77岁，于2023年10月20日入院。

主诉：发现血压升高1 d。

现病史：患者1 d前，由于过度疲劳，开始感到眩晕，有时感到心慌，没有头疼，也没有恶心，在当地的卫生院进行了自我检测，血压190/110 mmHg，没有进行任何的处理。患者在当地的一家医院，测量了血压189/110 mmHg，被确诊为高血压，服用硝苯地平缓释片后，上述症状稍有缓解。现患者为了得到更全面的治疗，来院就诊，诊断为"高血压"。

既往史：健康状况中等。过去曾有过变应性鼻炎的病史。不承认有传染性疾病。有新冠疫苗注射的记录。否认外科手术和外伤。否认有输血史。否认饮食和药物过敏。辅助系统检查没有异常。

个人史：无外地久居史，无疫区长期居住史。无重大精神创伤史。

家族史：父亲有高血压史。

二、检查结果

肾功能测定（静脉血）：葡萄糖：6.68 mmol/L。

肝功能测定（静脉血）：前白蛋白：15.2 mg/dL，α-L-岩藻糖苷酶：9.10 IU/L。

甲状腺功能五项（静脉血）：促甲状腺素：7.230 μU/mL。

同型半胱氨酸（静脉血）：同型半胱氨酸：16 μmol/L。

血脂四项（静脉血）：高密度脂蛋白：0.89 mmol/L。

N端B型钠尿肽前体（静脉血）：N端B型钠尿肽前体：659.10 pg/mL。

三、诊断

（1）高血压3级（极高危）。

（2）阵发性心房颤动。

四、知识扩展

高血压（hypertension）是一种动脉血压升高的慢性病，可伴有心、脑、肾等器官的功能或器质性损害。

2022年11月13日，由国家心血管病中心、中国医师协会、中国医师协会高血压专业委员会、中华医学会心血管病学分会、海峡两岸医药卫生交流协会高血压专业委员会联合制订《中国高血压临床实践指南》发布，推荐将我国成人高血压的诊断界值由140/90 mmHg下调至130/80 mmHg；11月15日，国家卫健委表示，国家并未对成人高血压诊断标准进行调整，成人高血压诊断标准依旧为非同日3次血压超过140/90 mmHg。

症状：大多数高血压起病缓慢、渐进，一般缺乏特殊的临床表现。约1/5患者无症状，仅在测量血压时或发生心、脑、肾等并发症时才被发现。一般常见症状有头晕、头痛、颈项板紧、疲劳、心悸等，呈轻度持续性，多数症状可自行缓解，在紧张或劳累后加重。也可出现视力模糊、鼻出血等较重症状。症状与血压水平有一定的关联，主要因高血压性血管痉挛或扩张所致。典型的高血压头痛在血压下降后即可消失。高血压患者可以同时合并其他原因的头痛，往往与血压高低无关，如精神焦虑性头痛、偏头痛、青光眼等。如果突然发生严重头晕与眩晕，要注意可能是短暂性脑缺血发作或者过度降压、直立性低血压，这在高血压合并动脉粥样硬化、心功能减退者中容易发生。高血压患者还可出现受累器官的症状，如胸闷、气短、心绞痛、多尿等。

另外，有些症状可能是降压药的不良反应所致。体征：血压随季节、昼夜、情绪等因素有较大波动。冬季血压较高，夏季较低；血压有明显昼夜波动，一般夜间血压较低，清晨起床活动后血压迅速升高，形成清晨血压高峰，患者在家中的自测血压值往往低于诊所血压值。高血压时体征一般较少。周围血管搏动、血管杂音、心脏杂音等是重点检查的项目。常见的并应重视的部位是颈部、背部两侧肋脊角、上腹部脐两侧、腰部肋脊处的血管杂音。血管杂音往往表示管腔内血流紊乱，与管腔大小、血流速度、血液黏度等因素有关；血管杂音提示存在血管狭窄、不完全性阻塞或者代偿性血流量增多、加快，如肾血管性高血压、大动脉炎、主动脉狭窄、粥样斑块阻塞等。肾动脉狭窄的血管杂音，常向腹两侧传导，大多具有舒张期成分。心脏听诊可有主动脉瓣区第二心音亢进、收缩期杂音或收缩早期喀喇音。有些体征常提示继发性高血压可能，例如腰部肿块提示多囊肾或嗜铬细胞瘤；股动脉搏动延迟出现或缺如，并且下肢血压明显低于上肢，提示主动脉缩窄；向心性肥胖、紫纹与多毛，提示库欣（Cushing）综合征可能。

恶性或急进型高血压：少数患者病情急骤发展，舒张压持续≥130 mmHg，并有头痛、视力模糊、眼底出血、渗出和乳头水肿，肾脏损害突出，持续蛋白尿、血尿与管型尿。病情进展迅速，如不及时有效降压治疗，预后很差，常死于肾衰竭、脑卒中或心力衰竭。病理上以肾小动脉纤维样坏死为特征。发病机制尚不清楚，部分患者继发于严重肾动脉狭窄。

血液生化检查：①血糖、血脂水平：评估患者是否存在血糖、血脂异常，这些因素与高血压的发生和发展密切相关；②肾功能指标：如肌酐、尿素氮等，用于评估高血压对肾脏的影响；③电解质平衡：如钠、钾等离子的检测，有助于了解患者体内电解质的状态，对于指导治疗具有重要意义。

尿液检查：①尿蛋白：评估高血压是否导致肾脏损害；②尿糖：了解患者是否存在糖尿病或糖耐量异常，这些因素也可能影响血压的控制。

五、讨论分析

高血压3级是指收缩压（高压）≥180 mmHg或者舒张压（低压）≥

110 mmHg，是一种严重的高血压状态。需要通过详细的检验和评估，来为患者制定个性化的治疗方案。

高血压三项检测：检测前需注意停用可能影响检测结果的药物，如β-阻断剂、血管扩张剂、利尿剂等，一般需在停药后2周进行测定。肾素活性的检测有助于区分不同类型的高血压，如高肾素低血容量型高血压和低肾素高血容量型高血压。血管紧张素Ⅱ是已知的强升压物质，其浓度检测有助于肾性高血压和内分泌型高血压的诊断。血脂、血糖、肾功能、心肌酶谱检测：这些检查有助于评估高血压对其他器官的损害情况。

及时提供心理支持，缓解患者的焦虑和抑郁情绪，避免情绪波动对血压的影响。定期进行血压检测和相关检查，以确保血压得到有效控制。根据血压控制情况，及时调整药物治疗方案。

病例 ③⑦ 肺癌

一、病例简介

患者，男性，47岁，于2023年2月20日入院。

主诉：间断恶心、呕吐半月余伴乏力。

现病史：患者于半个月前出现恶心，呕吐，伴乏力，无反酸，腹痛，无头痛，无咳嗽，咯血，胸痛。曾做胃镜检查示浅表性胃炎，给予对症治疗后无好转，后按神经性呕吐给予相应治疗无效。近来患者食欲不振，精神状态较差，二便尚可。

既往史：患者平素体健，否认有冠心病、高血压、糖尿病史，吸烟20余年，20支/日，否认家族遗传疾病史，父母、兄弟、子女均体健。

个人史：生活习惯良好，否认外地久居史，否认疫区、疫情、疫水接触史，有毒物质接触史，否认吸烟史、饮酒史，否认药物成瘾史。

家族史：否认家族遗传倾向的疾病。

二、检查结果

丙氨酸氨基转移酶35 IU/L，天门冬氨酸氨基转移酶23 IU/L，肌酐53 μmol/L，钠118 mmol/L，血浆渗透压236 mmol/L。癌胚抗原6.3 ng/mL，神经烯醇化酶23.5 ng/mL，CA19-9 53 IU/mL。

三、诊断

肺癌。

四、知识扩展

肺癌或称原发性支气管癌、原发性支气管肺癌，是起源于支气管黏膜或腺体的最常见的肺部原发性恶性肿瘤。根据组织病变，可分为小细胞癌和非小细胞癌。临床症状多隐匿，主要表现为咳嗽、咳痰、咯血和消瘦等。早发现、早诊断、早治疗，其预后较好，早期诊断不足可致使预后差。

肺癌的临床表现与癌肿的部位、大小、是否压迫和侵犯邻近器官及有无转移等密切相关。

早期：多无明显表现，癌肿增大后常出现以下表现：①咳嗽：最常见，为刺激性干咳或少量黏液痰，抗炎治疗无效。当癌肿继续长大引起支气管狭窄时，咳嗽加重，呈高调金属音。若继发肺部感染，可有脓性痰，痰量增多；②血痰：以中心型肺癌多见，多为痰中带血点、血丝或断断续续地少量咯血；癌肿侵犯大血管可引起大咯血，但较少见；③胸痛：为肿瘤侵犯胸膜、胸壁、肋骨及其他组织所致。早期表现为胸部不规则隐痛或钝痛；④胸闷、发热：当癌肿引起较大支气管不同程度的阻塞，发生阻塞性肺炎和肺不张，临床上可出现胸闷、局限性哮鸣、气促和发热等症状。

晚期：除发热、体重减轻、食欲减退、倦怠及乏力等全身症状外，还可出现癌肿压迫、侵犯邻近器官、组织或发生远处转移的征象。

压迫或侵犯膈神经：引起同侧膈肌麻痹。

压迫或侵犯喉返神经：引起声带麻痹、声带嘶哑。

压迫上腔静脉：引起上腔静脉压迫综合征，表现为上腔静脉回流受阻，面部、颈部、上肢和上胸部静脉怒张，皮下组织水肿，上肢静脉压升高。可出现头痛、头昏或晕厥。

侵犯胸膜及胸壁：可引起剧烈持续的胸痛和胸腔积液。若侵犯胸膜则为尖锐刺痛，呼吸及咳嗽时加重；若压迫肋间神经，疼痛可累及其神经分布区；若侵犯肋骨或胸椎，则相应部位出现压痛。胸膜腔积液常为血性，大量积液可引起气促。

侵入纵隔、压迫食管：可引起吞咽困难，支气管-食管瘘。

上叶顶部肺癌：亦称Pancoast肿瘤。可侵入纵隔和压迫位于胸廓上口的器官或组织，如第一肋间、锁骨下动静脉、臂丛神经等而产生剧烈胸肩痛、上肢静脉怒张、上肢水肿、臂痛和运动障碍等；若压迫颈交感神经则会引起同侧上眼睑下垂、瞳孔缩小、眼球内陷、面部无汗等颈交感神经综合征（Hormer征）表现。

肿瘤远处转移征象：①脑：头痛最为常见，出现呕吐、视觉障碍、性格改变、眩晕、颅内压增高、脑疝等；②骨：局部疼痛及压痛较常见，转移至椎骨等承重部位则可引起骨折、瘫痪；③肝：肝区疼痛最为常见，出现黄疸、腹腔积液、食欲减退等；④淋巴结：引起淋巴结肿大。

非转移性全身症状：少数患者可出现非转移性全身症状，如杵状指（趾）、骨关节痛、骨膜增生等骨关节病综合征、Cushing综合征、重症肌无力、男性乳房发育、多发性肌肉神经痛等，称为副癌综合征。副癌综合征可能与肺癌组织产生的内分泌物质有关，手术切除癌肿后这些症状可消失。

常规血液检验：①血常规：血常规检验是评估患者整体健康状况的基础，通过检测红细胞、白细胞、血小板等血液成分的数量和形态，可以了解患者是否存在贫血、感染或炎症等情况，为肺癌的间接诊断提供线索；②生化指标：包括肝功能、肾功能、电解质等指标的检测，有助于评估患者的身体状况及肺癌对全身系统的影响。

肿瘤标志物检验：肿瘤标志物是通过血液、组织或体液检测得到的，与肿瘤发生、发展密切相关的物质。在肺癌中，常见的肿瘤标志物包括：①癌胚抗原（CEA）：是一种广谱肿瘤标志物，在肺癌患者中也可能升高，具有鉴别性诊断、监控病情等临床价值；②细胞角蛋白片段19（CYFRA21-1）：是临床常用的肺癌肿瘤标志物之一，尤其在肺鳞癌的诊断中具有较高的敏感性和特异性；③神经元特异性烯醇化酶（NSE）：是小细胞肺癌（SCLC）最可靠的肿瘤标志物，其血清水平根据肿瘤大小、疾病分期和远处转移而有明显差异；④鳞状细胞癌抗原（SCCA）：对各种鳞状上皮细胞癌的诊断均有很高的特异性，对肺癌的诊断也具有一定的参考价值。

临床上，医生常将多种肿瘤标志物联合检测，以提高肺癌诊断的准确性和敏感性。例如，NSE+CEA+CYFRA21-1的组合检测在肺癌诊断中具有较高的尤登指数、敏感性和特异性。

五、讨论分析

实验室检验肺癌是一个多学科协作的过程，需要综合应用多种检查手段。血液检查中的肿瘤标志物检测虽然具有一定的敏感性和特异性，但往往需要结合其他检查手段以提高诊断准确性。影像学检查在肺癌的诊断和分期中起着至关重要的作用，特别是CT和PET-CT的应用极大地提高了肺癌的诊断水平。病理学检查作为肺癌诊断的金标准，对于明确肿瘤类型、分化程度及浸润范围具有重要意义。此外，基因检测等新兴技术的发展也为肺癌的个体化治疗提供了新的思路。

综上所述，实验室检验肺癌是一个复杂而全面的过程，需要临床医生根据患者的具体情况选择合适的检查手段进行综合评估。

病例 ㊳ 肺脓肿

一、病例简介

患者，男，24岁，于2024年2月17日入院。

主诉：发热，咳嗽1个月。

现病史：1个月前患者着凉后出现发热，伴畏寒、咳嗽、咳痰，痰为橙红色胶冻样，伴有脓臭味。自行服用头孢类抗生素，症状逐渐加重，出现喘息。

既往史：冠心病2年，高血压2年，糖尿病5年，应用阿卡波糖、格列喹酮、预混胰岛素30 R 42 IU/d。

个人史：无外地久居史，无疫区长期居住史。无毒物、粉尘及放射性物质接触史，无冶游史。无重大精神创伤史。

家族史：无与患者类似疾病，无家族遗传倾向的疾病。

二、检验结果

血常规示白细胞计数11.88×10^9/L、中性粒细胞百分比80.6%，血红蛋白、血小板正常。尿酮体（+），血气PaO_2 50.2 mmHg，$PaCO_2$ 40.1 mmHg，pH 7.554，乳酸2.6 mmol/L，糖化血红蛋白15.8%，PCT 1.7 ng/mL，C-反应蛋白224 mg/mL，痰查细菌示革兰氏阳性菌（分枝状）（++）、革兰氏阴性杆菌（+），抗酸杆菌阴性，T-sport阴性，G试验、GM试验阴性。

三、诊断

（1）肺脓肿。

（2）重症肺炎。

（3）2型糖尿病。

（4）糖尿病性酮症。

四、知识扩展

肺脓肿是一种严重的肺部疾病，表现为肺组织的化脓性感染和坏死，通常伴随着高热、咳嗽和咳出大量脓臭痰等症状。及时和准确的检验与诊断对于肺脓肿的治疗至关重要。与抗生素前时期相比，目前由化脓性细菌引起的肺脓肿已相对减少，这可能与肺炎患者早期应用有效的抗生素，避免发展至坏死有关。而且，住院昏迷或麻醉下患者的管理技术的提高事实上减少了由于误吸引起的肺脓肿。现今所遇到的肺脓肿大多由厌氧性细菌引起。误吸在厌氧菌引起肺脓肿的病理生理中占有重要地位，特别是在有牙周疾病的情况下。因牙周疾病增多和微量吸入发生率增加，肺脓肿常见于老年人。

血液检查是评估肺脓肿感染状态的重要手段。急性肺脓肿患者通常会出现白细胞计数显著增高，可达（20~30）×10^9/L，中性粒细胞比例上升，核左移，并常伴有中毒颗粒。这些指标反映了患者体内的炎症反应和细菌感染程度。病程较长或伴有严重咯血的患者还可能出现贫血和血沉增快。

痰液检查是肺脓肿诊断中的关键环节。

痰标本的送检：清晨漱口后留取痰标本，标本必须新鲜，室温下采集，采集后应立即送检（<2 h）；镜下鳞状上皮细胞<10个/LPF，白细胞>25个/LPF或鳞状上皮细胞：白细胞<1:2.5，为合格痰标本（表1-4）。

表1-4　镜下呼吸道标本中白细胞和鳞状上皮细胞数量与合格标本判断

分类	白细胞	鳞状上皮细胞
6	<25	<25
5	>25	<10
4	>25	10~25

分类	白细胞	鳞状上皮细胞
3	>25	>25
2	10～25	>25
1	<10	>25

注意：1～3类不做培养，要求重新留取标本；4/5类为合格标本；6类为气管穿刺液时，如未见白细胞，而鳞状上皮细胞>10个/LPF，也应重新留取。

革兰氏染色方法：该方法由丹麦病理学家Christain Gram于1884年创立，是细菌学中很重要的染色方法，也是细菌染色方法中最经典、应用最广泛的方法。革兰氏染色法是贯穿于微生物检验始终的一项基本技能，是保证细菌鉴定结果的首项工作，是检验工作者的必备技能。

革兰氏染色原理：包括3种学说，①细菌细胞壁结构与通透性学说：革兰氏阳性菌细胞壁及细胞膜的通透性较低，因此，染料和碘的复合物不易被乙醇所溶出；②等电点学说：革兰氏阳性菌等电点在pH2～3，革兰氏阴性菌等电点在pH4～5，阳性菌等电点比阴性菌低，因此阳性菌和碱性染料的结合力比阴性菌强；③化学学说：革兰氏阳性菌含有核糖核酸镁盐，易和结晶紫-碘复合物结合而不易脱色。所以阳性菌脱色后复染仍保持原来的紫色，而阴性菌染成的紫色可被酒精脱掉后复染成红色。

痰涂片革兰氏染色步骤：挑取痰液黏稠部分进行涂片，放室温自然干燥后将玻片在酒精灯火焰固定，进行革兰氏染色和镜检。革兰氏染色包括四步，结晶紫初染1 min（快速染液10 s），碘液媒染1 min（快速染液10 s），95%乙醇脱色30 s，复红或沙黄复染30 s（快速染液10 s）。镜下看到蓝紫色菌为革兰氏阳性菌，红色为革兰氏阴性菌。

革兰氏染色影响因素：①操作因素：涂片厚薄、固定方法、脱色时间、水洗。②细菌因素：培养时间（菌龄18～24 h）、培养基成分（缺乏镁盐）。③试剂因素：碘液放置时间太长、结晶紫的浓度太高、脱色酒精浓度为95%。④其他因素：菌体细胞构造与通透性、染液pH、温度、药物作用等。

胸腔积液和血培养：胸腔积液的培养结果可以直接反映胸腔内的感染情况，有助于确定病原体和选择合适的治疗方案。血源性肺脓肿患者的血培养可发现致病菌，为治疗提供关键信息。

五、讨论分析

肺脓肿的检验方法多样，每种方法都有其独特的作用和价值。血液学检查可以反映机体的炎症状态。痰涂片镜检目的和意义：评价标本质量是否合格，判别标本是否适合做细菌培养，初步判定病原菌，判断病原菌的有无、数量及类别，有助于初步报告、选择培养基和对痰培养结果的综合分析。《全国临床检验操作规程》中痰标本检验流程：痰标本接收—肉眼观察外观—痰涂片显微镜检查—不合格样本拒收；合格样本—革兰氏染色镜检病原菌同时进行接种—首代培养后选择目标菌落—进行药敏试验—报告结果。

临床医生应根据患者的具体情况，合理选择和组合实验室检验方法，为肺脓肿的诊断、治疗和预后评估提供科学依据。

病例 39 重症肺炎

一、病例简介

患者，男，23岁，于2019年10月19日入院。

主诉：气短加重伴右侧胸痛。

现病史：于2019年9月22日无明显诱因出现发热，体温最高达39.5℃，伴干咳、发冷、乏力，无寒战、流涕、肌肉关节疼痛，无腹痛、腹泻等，9月24日出现咳嗽、咳白痰，痰不易咳出，伴气短；9月26日出现气短加重伴右侧胸痛等不适。患者病情加重。

既往史：无吸烟史，无饮酒史。

个人史：生活习惯一般，否认外地久居史，否认疫区、疫情、疫水接触史，否认牧区、矿山、高氟区、低碘区居住史，否认化学性物质、粉尘、放射性物质、有毒物质接触史。

家族史：无家族遗传疾病史。

二、检验结果

痰涂片：未找到细菌、真菌。

痰培养：细菌培养+鉴定+药敏：普通培养无细菌生长。真菌培养+鉴定+药敏：真菌培养未生长。

曲霉菌半乳甘露聚糖抗原检测见表1-5。

表1-5　曲霉菌半乳甘露聚糖抗原检测

曲霉菌半乳甘露聚糖抗原检测	2019年10月19日	静脉血	<0.25
曲霉菌半乳甘露聚糖抗原检测	2019年10月22日	肺泡灌洗液	1.01
曲霉菌半乳甘露聚糖抗原检测	2019年10月25日	肺泡灌洗液	>5.0

三、诊断

（1）重症肺炎。

（2）Ⅰ型呼吸衰竭。

四、知识扩展

重症肺炎是由各种病原微生物所致的肺实质性炎症，进而造成严重血流感染。临床上伴有急性感染的症状，多见于老年人，青壮年也可发病。

重症肺炎是由各种病原微生物所致的肺实质性炎症，进而造成严重血流感染。临床上伴有急性感染的症状，多见于老年人，青壮年也可发病。临床表现呼吸频率≥30次/分，低氧血症，$PaO_2/FiO_2 < 300$ mmHg，需要机械通气支持，肺部X线显示多个肺叶的浸润影，脓毒性休克，需要血管加压药物支持＞4 h以上，少尿，病情严重者可出现弥散性血管内凝血、肾功能不全而死亡。参考肺炎的分类，重症肺炎也可分为重症社区获得性肺炎（severe community acquired pneumonia，SCAP）和重症医院获得性肺炎（severe hospital acquired pneumonia，SHAP），SHAP又可分为两类，入院后4 d以内发生的肺炎称为早发型，5 d或以上发生的肺炎称为迟发型，两种类型SHAP在病原菌分布、治疗和预后上均有明显的差异。在SHAP当中，呼吸机相关性肺炎占有相当大的比例，而且从发病机制、治疗与预防方面均有其独特之处。此外，还包括医疗护理相关性肺炎。据估计我国每年约有250万人患肺炎，年死亡12.5万例，死亡率10/10万人，SCAP的病死率为21%～58%，而SHAP的病死率为30%～70%。在美国约75%的CAP患者是在急诊科进行初始诊断和治疗的，在我国占70%～80%。

血液学检查是重症肺炎最基本的检验项目之一。通过血常规检查，可以了解患者是否存在细菌感染（白细胞计数升高、中性粒细胞比例增加）或者病毒感染（淋巴细胞比例增加）。此外，C-反应蛋白（CRP）和降钙素原（PCT）等炎症标志物水平的升高也能反映炎症的严重程度。

病原学检查：确定肺炎的病原体对于选择针对性的治疗方案至关重要。常见的病原学检查方法包括痰培养和药敏试验：通过培养痰液中的病原体，可以明确感染的具体细菌或真菌类型，并对其进行药物敏感试验，指导临床用药。血液培养：在重症肺炎患者中，血液培养可以帮助发现菌血症或败血症的情况。病毒检测：通过PCR技术检测呼吸道分泌物中的病毒核酸，可以快速诊断病毒感染，如流感病毒、呼吸道合胞病毒等。

免疫学检查：在某些情况下，如免疫功能低下患者的重症肺炎，免疫学检查也是必要的。通过检测免疫球蛋白、补体水平以及T细胞亚群等，可以评估患者的免疫功能状态，指导免疫调节治疗。

分子生物学检查：随着分子生物学技术的快速发展，高通量基因测序技术在重症肺炎的病原学诊断中展现出巨大潜力。通过对呼吸道样本进行宏基因组测序，可以快速、准确地鉴定出各种已知和未知的病原体，为临床诊治提供更为精准的依据。

五、讨论分析

肺炎是指终末气道、肺泡及肺间质的炎症改变。其中，细菌性肺炎是肺炎及感染性疾病中最常见的类型之一。此病的诱发因素主要有病原微生物感染、理化因素、免疫损伤、药物及过敏等。这次讨论的是由病原微生物感染引起的重症肺炎。

病原微生物：病原体可以是单一致病微生物，也可以是混合致病微生物。SCAP最常见的病原体为肺炎链球菌（包括DRSP）、军团菌属、流感杆菌、革兰阴性肠杆菌（特别是克雷伯氏菌）、金黄色葡萄球菌、肺炎支原体、铜绿假单胞菌、呼吸道病毒及真菌。SHAP早发型的病原体与SCAP者类似；晚发型SHAP多见革兰阴性菌为铜绿假单胞菌、鲍曼不动杆菌、嗜麦芽窄食单胞菌、大肠埃希菌、肺炎克雷伯氏菌、阴沟肠杆菌、洋葱伯克霍尔德菌；革兰阳性菌为金黄色葡萄球菌、肠球菌属、凝固酶阴性葡萄球菌；真菌以念珠菌为主。

　　然而临床上常用的致病微生物检测方法只能检测出不足一半的致病微生物，研究显示，在所有CAP中，不明原因肺炎占25%。肺炎链球菌：为革兰阳性双球菌，属链球菌的一种。有20%～40%（春季可高达40%～70%）的正常人鼻咽部分可分离出呼吸道定植菌-肺炎链球菌。肺炎链球菌可引起大叶肺炎，皆为原发性。军团杆菌：为需氧革兰阴性杆菌，以嗜肺军团菌最易致病。此类细菌形态相似，具有共同的生化特征，引起疾病类似。流感嗜血杆菌：是一种没有运动力的革兰阴性短小杆菌。所致疾病分原发感染和继发感染两类，前者为急性化脓性感染，以小儿多见；后者常在流感、麻疹等感染后发生，多见于成人。克雷伯氏菌：为革兰阴性杆菌。主要有肺炎克雷伯氏菌、臭鼻克雷伯氏菌和鼻硬结克雷伯氏菌。其中肺炎克雷伯氏菌对人致病性较强，是重要的条件致病菌和医源性感染菌之一。大肠埃希菌：为条件致病菌，属肠杆菌科，埃希杆菌属，革兰阴性，兼性厌氧，该菌为肠道正常菌群。金黄色葡萄球菌：是人类的一种重要病原菌，隶属于葡萄球菌属，有"嗜肉菌"的别称，是革兰阳性菌的代表，可引起许多严重感染。铜绿假单胞菌：是条件致病菌，属于非发酵革兰阴性杆菌。正常人皮肤，尤其潮湿部位如腋下、会阴部及耳道内，呼吸道和肠道均有该菌存在，但分离率较低。铜绿假单胞菌感染常在医院内发生，医院内多种设备及器械上均曾分离到本菌，通过各种途径传播给患者，患者与患者的接触也为传播途径之一。鲍曼不动杆菌：为非发酵革兰阴性杆菌，广泛存在于自然界、医院环境及人体皮肤。估计0.5%～7.6%健康者的皮肤上带有鲍曼不动杆菌，住院患者则高达20%，属于条件致病菌，甚至是造成重症监护病房，医院感染暴发的主要致病菌。肺炎支原体：是人类支原体肺炎的病原体。支原体肺炎的病理改变以间质性肺炎为主，有时并发支气管肺炎，称为原发性非典型性肺炎。主要经飞沫传染，潜伏期2～3周。呼吸道病毒：包括导致SARS的冠状病毒、新甲型H1N1流感病毒、H3N2流感病毒、H5N1流感病毒、H7N9流感病毒、高致病性禽流感病毒等。真菌：在真菌感染方面，除了曲霉病、念珠菌病外，隐球菌病及肺孢子菌肺炎感染日益增多。隐球菌病最常见病原为新型隐球。①念珠菌：病原主要为白念珠菌，此菌正常情况与机体处于共生状态，不引起疾病。当某些因素破坏这种平衡状态时，白念珠菌便由酵母相转为菌丝相，在局部大量生长繁殖，引起皮肤，黏膜甚至全身感染。另外念珠菌属还有少数其他致病菌，如克柔念珠菌、类星形念珠菌、热带念珠菌等；②曲霉：是腐物寄生性真菌，曲霉为条件致病性真菌。可导致各种感染、过敏反应和肺曲霉球等疾病，也可在人体内定植。大多数是在原有肺部疾患的基础上或因长期使用抗生素和激素后继发感染；③新型隐球菌：又名溶组织酵母菌，是土壤、鸽类、牛乳、水果等的腐生菌，也可存在人口腔中，可侵犯人和动物，一般为外源性感染，但也可能为内源性感染，对人类而言，它通常是条件致病菌；④肺孢子菌：肺孢子菌为单细胞生物，兼有原虫及真菌的特征，具有两种生活周期的形态特征：包囊和滋养体。主要通过呼吸道（空气、飞沫）传播，少数可为先天性感染，健康成人感染肺孢子菌呈亚临床表现，而血清中可检出肺孢子菌抗体，但当免疫功能受到抑制时，肺孢子菌则迅速大量繁殖，引起肺孢子菌肺炎（PCP）。

足够数量的具有致病力的病原菌侵入肺部，可引起肺部上皮细胞及间质的结构、功能损害，从而引起呼吸困难、低氧血症、ARDS甚至呼吸衰竭。另一方面是机体防御反应过度。一旦炎性细胞高度活化，进一步引起炎症介质的瀑布样释放，而机体的抗炎机制不足与之对抗，出现全身炎症反应综合征/代偿性抗炎反应综合征，其结果是全身炎症反应的失控，从而引起严重脓毒症、脓毒性休克，并可引起全身组织、器官的损害，出现MODS。

患者检测结果不一致的可能原因：①标本采集运输过程可能存在污染：曲霉菌属于无性繁殖的丝状真菌，它们对生长环境的要求不高，能在6～55℃及相对低湿度的环境中生长，产生大量的孢子，并可通过空气传播进行大范围的扩散，主要感染免疫受损人群。该标本可能在采集后或运输过程中，没有进行严格的无菌处理，从而在体外接触到真菌或其他影响检测结果的微生物；②假阳性：GM试验的假阳性率为10%～15%，主要见于以乳制品为主食的婴幼儿、异体骨髓移植患者、菌血症患者、自身抗体阳性及接受白蛋白或者免疫球蛋白治疗的患者，或见于使用半合成青霉素的患者等；③GM试验检测BALF的灵敏度更高。

竞争法ELISA，原理是标本中的抗原和酶标板上包被的固相抗原均与试剂中半乳甘露聚糖抗体结合。标本中抗原量含量越多，与试剂中半乳甘露聚糖抗体结合越多，剩余的抗体与包被抗原结合得越少，抗原抗体结合物与酶标抗体结合得越少，最后的显色也越浅。因此，标本和试剂反应后所产生的吸光度值（OD值）与标本中待测定的血清曲霉特异性抗原（半乳甘露聚糖）(GM)含量成反比关系。通过标准曲线，便可以从反应显色的OD值上计算出待测标本中GM的含量。

病例 ⑩ 支气管扩张合并感染

一、病例简介

患者，女，59岁，于2022年9月15日入院。

主诉：反复咳嗽、咳痰30年，间断咯血20年，发热3 d。

现病史：患者于30年来反复于受凉后出现咳嗽、咳痰，常咳黄脓痰，并逐渐出现活动后喘憋不适，20年来间断咯血，曾反复入住医院，明确诊断为支气管扩张症、慢性阻塞性肺疾病，多次痰培养为铜绿假单胞菌生长。3 d前患者受凉后出现发热，体温最高37.2～37.8℃，无畏寒、寒战，无胸痛伴咳嗽，咳大量黄色脓痰，无咯血，轻度喘憋，活动后明显，无潮热、盗汗，无夜间阵发性呼吸困难及咳粉色或红色泡沫样痰，无食欲缺乏及体重进行性下降。于家中口服"左氧氟沙星（左氧氟沙星）、头孢克洛"等抗生素，疗效欠佳，仍发热，为进一步诊治以"支气管扩张并感染"收入院。患者此次病情加重以来，精神可，进食偏少，夜间睡眠稍差，小便正常，大便稍干结，体重无明显变化。

既往史：不详。

个人史：曾有新冠疫苗接种史。其余预防接种史不详。

家族史：无与患者类似疾病，无家族遗传倾向的疾病。

二、检验结果

相关实验室检验：白细胞10.54×10^9/L，中性粒细胞7.57×10^9/L，淋巴细胞2.07×10^9/L，D-二聚体0.406 mg/L，C-反应蛋白39.48 mg/L，α_1-酸性糖蛋白1.46 g/L，降钙素原0.049 ng/mL，甲胎蛋白1.70μg/L，癌胚抗原2.00 ng/mL，

CA125 32.11 IU/mL，CA153 19.08 IU/mL，CA19-9 66.02 IU/mL，CA72-4 2.09 IU/mL，Cyfra 21-1 1.16 ng/mL，神经特异性烯醇化酶 11.64 ng/mL，胃泌素释放肽前体 36.24ng/L，铁蛋白 175.5 ng/mL，呼吸道合胞病毒抗体-IgM（阴性），腺病毒抗体-IgM（阴性），流感病毒A抗体-IgM（阴性），流感病毒B抗体-IgM（阴性），副流感病毒抗体-IgM（阴性），肺炎衣原体抗体-IgM（阴性），肺炎支原体抗体-IgM（阴性），柯萨奇病毒A抗体-IgM（阴性），柯萨奇病毒B抗体-IgM（阴性），埃可病毒抗体-IgM（阴性），嗜肺军团菌抗体-IgM（阴性），痰涂片白细胞＞25/LPF，痰涂片鳞状上皮＜10/LPF，痰涂片：未见细菌，痰结核分枝杆菌涂片（阴性）。痰培养铜：绿假单胞菌生长。血培养：5 d培养无细菌生长，细菌鉴定：铜绿假单胞菌，

药敏试验：头孢他啶 4 mg/L（敏感），头孢吡肟 4 mg/L（敏感），替卡西林/克拉维酸≤8 mg/L（敏感），哌拉西林/他唑巴坦≤4 mg/L（敏感），头孢哌酮/舒巴坦≤8 mg/L（敏感），亚胺培南 2 mg/L（敏感），美罗培南 0.5 mg/L（敏感），氨曲南≥64 mg/L（耐药），妥布霉素≤1 mg/L（敏感），阿米卡星 4 mg/L（敏感），环丙沙星 2 mg/L（中介），左氧氟沙星 2 mg/L（敏感），黏菌素 2 mg/L（敏感）。

三、诊断

（1）支气管扩张合并感染。

（2）慢性阻塞性肺疾病伴急性加重。

（3）高血压2级。

四、知识扩展

过去引起支气管扩张的原因主要为麻疹或百日咳，目前则以肺内长期革兰阴性杆菌感染所引起居多。免疫缺陷如低丙种球蛋白血症等时，可反复诱发呼吸道感染引起支气管扩张，也可因长期接触腐蚀性气体引起持久性气道损伤。

支气管扩张可分为先天性与继发性两种，继发性支气管扩张较为常见。引起

继发性支气管扩张的基本因素是支气管及肺部的反复感染和支气管管腔的阻塞，两者相互影响。支气管与肺部的反复感染，使支气管各层组织尤其是平滑肌纤维和弹力纤维遭到破坏，削弱了管壁的支撑作用，在吸气与咳嗽时管腔内压力增高及胸腔负压的牵引而扩张，呼气时不能回缩，大量分泌物长期积存在支气管腔内，使支气管腺的炎症和破坏进一步加重，逐渐发展为支气管扩张。支气管周围纤维增生、广泛胸膜增厚以及肺不张等造成牵引，也是导致支气管扩张的重要因素。另外，支气管阻塞如支气管腔外的肿瘤、肿大淋巴结压迫、支气管结核引起的肉芽肿、疤痕性狭窄、支气管内异物以及支气管内肿瘤等，均可使支气管腔发生不同程度的狭窄或阻塞，使其远端引流不畅发生感染而引起支气管扩张。支气管扩张多在儿童期起病，主要是由于儿童的支气管管腔小易于阻塞、儿童肺泡间孔形成不全、侧支通气较困难易发生肺不张，儿童支气管管壁发育尚未完全、管壁较软、易受损害等因素引起。先天性支气管扩张是支气管先天发育不良引起，多呈囊状扩张，常伴有心脏异位、副鼻窦炎和胰腺囊肿性纤维化等病变。

因感染引起的支气管扩张多发生在下叶，由于左下叶支气管细长、与主气管的夹角大，且受心脏及大血管压迫而引流不畅，故左下叶支气管扩张更多见。左舌叶支气管开口接近下叶背段支气管，易受下叶的感染影响，左下叶与舌叶支气管常同时发生扩张。右中叶支气管细长，其内、外、前有三组淋巴结分布，当感染发生时局部淋巴结肿大，挤压右中叶支气管，发生局部部分或完全阻塞和肺不张，引起局部支气管扩张。上叶支气管扩张，一般多为肺结核所致。支气管扩张的形状可分为囊状、柱状及混合状，先天性多为囊状扩张，继发性多为柱状扩张。

痰液检查是支气管扩张合并感染的重要检验手段。通过采集患者痰液样本，进行细菌培养和药敏试验，可以明确感染的病原体类型及对抗菌药物的敏感性。常见的病原体包括流感嗜血杆菌、肺炎链球菌、厌氧菌等。在病程长、重症、合并基础疾病的患者中，还可能检测到肺炎克雷伯氏菌和铜绿假单胞菌等。

血液检查也是评估支气管扩张合并感染的重要方法。血常规检查可以显示白细胞计数、中性粒细胞比例等炎症指标的变化，反映感染的严重程度。C-反应蛋白（CRP）和降钙素原（PCT）等炎症标志物也可以提供有关感染状态的重要信息。

此外，血液培养在某些情况下也可以用于检测血液中的病原体，尤其是在怀疑存在菌血症或败血症时。

分子生物学技术在支气管扩张合并感染的检测中也显示出越来越重要的应用价值。聚合酶链反应（PCR）技术可以快速、准确地检测病原体核酸，尤其是在传统培养方法难以检测的病原体方面具有优势。此外，基因测序技术可以进一步明确病原体的种类和耐药性特征，为个性化治疗提供更精确的参考。

五、讨论分析

疗效不佳是否与特殊细菌相关：此病例中痰涂片革兰氏染色与培养结果不符，排除了涂片制备、染液和染色过程因素后，重新阅片，在涂片中依然找不到典型的革兰氏阴性菌或阳性菌的细菌形态，但是发现有许多呈粉红色的，成堆聚集、肾形或腊肠形的特殊形态，考虑此为细菌形态。培养后发现35℃温箱培养18~24 h血平板上生长着无色、边缘不规则、小露滴样的菌落，不产生色素，易被忽视；48 h呈大而黏稠、透明或半透明菌落，经梅里埃VITEK2 Compact鉴定仪和VITEK MS质谱仪鉴定均为铜绿假单胞菌。与以往培养出的铜绿假单胞菌形态（灰绿色，扁平湿润，边缘不规则，产生绿脓素）不同，翻阅相关文献后发现此类不典型的形态正是黏液型铜绿假单胞菌在痰涂片中的特殊形态。

体外药敏试验结果与临床体内给药疗效不符的原因：黏液型铜绿假单胞菌具有一定的黏稠性，普通方法挑取菌落制备菌悬液时会出现菌落无法混匀造成实际菌液浓度过低的情况，而且由于该菌生长缓慢这一生长特点，仪器法最终检测药敏卡内的浊度变化时，可能该细菌只是微量生长而并不是药敏卡内的药物抑制造成的微弱生长或不生长，从而造成药敏试验结果的假敏感，而且易出现检测结果部分缺失、药敏信息不全的情况。此病例中药敏试验结果几乎都敏感，可该病例中，药敏试验对临床指导意义相当不理想，也造成该病例抗感染效果不佳。

铜绿假单胞菌是机会致病菌，在患者体内或医院环境中定植，感染常发生于免疫功能低下的患者，尤其是原有肺部慢性疾病，如慢性阻塞性肺疾病、支气管扩张、囊性纤维化的患者。慢性阻塞性肺疾病患者由于肺功能的损伤，呼吸道纤毛消除能力也相应降低，可促进吸入细菌定殖，同时也可以代偿性增强中性粒细胞吞噬细菌等免疫功能，铜绿假单胞菌为适应肺组织的这种环境易突变成黏液型细菌，可产生大量藻酸盐，本病例是支气管扩张、慢性阻塞性肺疾病患者，多次住院都培养出铜绿假单胞菌，具有形成黏液型菌落的条件。由于黏液型铜绿假单胞菌特殊的生物膜结构，常用抗生素往往难以穿透生物膜作用于菌体，主要是黏液层阻挡药物向膜内的细菌渗透，使细菌膜内的药物浓度降低，而位于生物膜深处的细菌很难获得充分的营养成分和氧气，代谢产物不能及时排出，膜内细菌处于"休眠状态"，而药敏试验只是测定了浮游细菌对抗生素的敏感性，并不能反映生物被膜覆盖下的细菌对抗生素的敏感性，因此对外界抗菌药刺激不敏感导致临床给药疗效差，感染控制不佳，迁延不愈。

病例 ④ 支气管哮喘

一、病例简介

患儿，女，8岁，于2024年6月29日入院。

主诉：因咳嗽半月、喘息10 d入院。

现病史：患儿半月前受凉后出现咳嗽，程度中等，呈阵发性，以夜间、干咳为主，运动后加重，10 d前出现喘息，亦呈阵发性，无发热，无发绀、气促，在当地予以静脉滴注抗生素和地塞米松，喘息稍减轻，但咳嗽仍然不见好转，遂来院就诊。

既往史：患儿既往有反复咳嗽、喘息史，尤以冬、春季节多发。其母亲有支气管哮喘病史，其父亲有过敏性鼻炎病史。

个人史：久住本地，无旅游史。

家族史：否认家族遗传病史。

二、检验结果

血Tb-Ab阴性，PPD皮试阴性，血清肺炎支原体抗体及冷凝集试验阴性，血清特异性IgE测定：尘螨特异性IgE测定值为620 IU/L。

三、诊断

支气管哮喘。

四、知识扩展

支气管哮喘（bronchial asthma）是致敏因素或非致敏因素作用于机体引起可逆的支气管平滑肌痉挛、黏膜水肿、黏液分泌增多等病理变化，是由多种细胞特别是肥大细胞、T淋巴细胞参与的气道炎症，本病常发生于过敏体质和支气管反应过度增高的人，支气管哮喘与变态反应关系密切，在易感者中此处炎症可引起反复发作的喘息、气促、胸闷或咳嗽等症状，多在夜间和凌晨发生，本病后期可继发慢性阻塞性肺气肿及慢性肺源性心脏病，可严重影响心肺功能，已成为严重威胁公众健康的一种主要慢性疾病，我国哮喘的患病率约为1%，儿童可达3%，据测算全国约有1 000万以上哮喘患者。当出现反复发作喘息、气急、胸闷或咳嗽，多与接触变应原、冷空气、物理性刺激、化学性刺激以及病毒性上呼吸道感染、运动等有关。发作时在双肺可闻及散在或弥漫性以呼气相为主的哮鸣音，呼气相延长。上述症状和体征可经治疗缓解或自行缓解，排除其他疾病所引起的喘息、气急、胸闷和咳嗽即可诊断为支气管哮喘。而当临床表现不典型者（如无明显喘息或体征），应至少具备以下一项试验阳性：①支气管激发试验或运动激发试验阳性；②支气管舒张试验阳性，FEV_1增加≥12%，且FEV_1增加值≥200 mL；③呼气流量峰值（PEF）昼夜变异率≥20%。特别是咳嗽变异性哮喘目前被认为是一种特殊类型的不典型哮喘或是支气管哮喘的早期阶段，咳嗽是其唯一或主要临床表现，无明显喘息、气促等症状或体征，但有气道反应性增高。临床主要表现为刺激性干咳，通常咳嗽比较剧烈，夜间咳嗽为其重要特征。感冒、冷空气、灰尘、油烟等容易诱发或加重咳嗽。其诊断标准：①慢性咳嗽，常伴有明显的夜间刺激性咳嗽；②支气管激发试验阳性，或呼气峰流速昼夜变异率≥20%，或支气管舒张试验阳性；③支气管舒张剂治疗有效，且排除其他呼吸系统疾病。

血液常规检查是哮喘诊断的基础之一。在哮喘发作时，部分患者会出现嗜酸性粒细胞增高的情况，这表明体内存在过敏反应或炎症反应。然而，这种变化并不总是明显，如果患者并发感染，则可能出现白细胞数增高，分类中以嗜中性粒细胞比例增高为主。

痰液检查也是哮喘诊断的重要环节。通过显微镜观察痰液涂片，可以发现较多的嗜酸性粒细胞，这一现象在哮喘患者中尤为常见。如果痰液涂片显示革兰染色阳性或阴性，结合细胞培养及药物敏感试验，有助于诊断是否合并呼吸道细菌感染，并为治疗提供指导。

肺功能检查是评估哮喘病情的关键方法。在哮喘发作时，由于呼气流速受限，患者的一秒用力呼气量（FEV_1）、一秒率（$FEV_1/FVC\%$）、最大呼气中期流速（MMER）、呼出50%与75%肺活量时的最大呼气流量（MEF50%与MEF75%），以及呼气峰值流量（PEFR）等指标均会下降。此外，用力肺活量减少、残气量增加、功能残气量和肺总量增加也是哮喘的特征。经过有效治疗后，这些指标可逐渐恢复正常。

血气分析主要用于监测哮喘发作时的缺氧和二氧化碳潴留情况。在轻度哮喘发作时，动脉血氧分压（PaO_2）可能正常或轻度下降，而二氧化碳分压通常因过度通气而降低，pH上升，表现为呼吸性碱中毒。然而，在重度哮喘发作时，由于气道阻塞严重，患者可能出现缺氧和二氧化碳潴留，二氧化碳分压上升，pH下降，表现为呼吸性酸中毒。如果缺氧明显，还可能合并代谢性酸中毒。

特异性过敏原的检测：哮喘患者大多伴有过敏体质，对多种变应原和刺激物敏感。通过测定血清中的特异性IgE，结合病史，有助于确定过敏原，从而帮助患者避免接触致敏因素。皮肤过敏原测试和吸入过敏原测试也是常用的方法，但需注意防止过敏反应的发生。

五、讨论分析

支气管哮喘患者的检验结果通常显示一系列肺功能改变。这些改变包括通气不均、肺顺应性变化、肺容量异常、流速容量曲线特点、气道阻力增加和呼气流速下降，以及呼吸无效腔增大。在检验中，还可能观察到血常规异常，如白细胞和嗜酸性粒细胞增多，以及肺功能测定结果异常。这些检验结果共同反映了支气管哮喘的气道慢性炎症和可逆性气流受限的病理生理特征。因此，在解读检验结果时，应结合患者的临床表现和病史，综合评估病情，制定合适的治疗方案。治疗方案应贯彻"长治久安"的策略，包括急性发作期的控制和稳定期的维持治疗。

病例 ㊷　化脓性关节炎

一、病例简介

患者，女，45岁，于2023年10月20日入院。

主诉：左膝关节肿痛1周。

现病史：患者2周前或者感觉左膝关节疼痛，休息后疼痛无缓解，近1周来左膝关节明显肿大、疼痛，行走困难。

既往史：不详。

个人史：生活习惯一般，否认疫区、疫情、疫水接触史，否认牧区、矿山、高氟区、低碘区居住史，否认化学性物质、粉尘、放射性物质、有毒物质接触史，否认吸烟史、饮酒史。

家族史：否认糖尿病、高血压及患者类似疾病。

二、检验结果

关节液常规：红细胞320×10^6/L，有核细胞5400×10^6/L，分类以中性粒细胞为主。

三、诊断

化脓性关节炎。

四、知识扩展

化脓性关节炎是指关节部位受化脓性细菌引起的感染。常见的病原菌85%以上是金黄色葡萄球菌。感染途径多数为血源性传播，少数为感染直接蔓延。

本病常见于10岁左右儿童，最常发生在髋关节和膝关节，以单发关节为主。髋关节由于部位深的关系或因全身其他部位感染症状所掩盖，而被漏诊或延误诊断，使关节丧失功能常有发生。所以该病治疗效果强调早诊断，早治疗是确保关节功能不致发生障碍和丧失的关键。

表现为化脓性关节炎急性期主要症状为中毒的表现，患者突有寒战、高热，全身症状严重，小儿患者则因高热，可引起抽搐，局部有红肿、疼痛及明显压痛等急性炎症表现。关节液增加，有波动，这在表浅关节如膝关节更为明显，有髌骨漂浮征。患者常将膝关节置于半弯曲位，使关节囊松弛，以减轻张力。如长期屈曲，必将发生关节屈曲挛缩，关节稍动即有疼痛，并出现保护性肌肉痉挛。如早期适当治疗，全身症状及局部症状逐渐消失，如关节面未被破坏，可恢复关节全部或部分功能。

血常规、血沉：WBC和中性粒细胞百分比增高，ESR增快。

关节腔液检查：外观可为浆液性，纤维蛋白性或脓性。可见大量脓细胞。染色后镜检可见成堆 G^+ 球菌，对早期诊断很有价值。

血及关节腔液细菌培养：寒战期抽血阳性较高。检出细菌后进一步进行鉴定和药敏试验，有助于该病的诊断和抗菌药物的选择。

其他检查：血UA、RF测定以及关节腔液抗酸杆菌检查，有助于该病与类风湿关节炎痛风、关节结核的鉴别。

五、讨论分析

关节积液患者关节穿刺抽血检验，不仅有助于关节病的诊断和鉴别诊断，而且是一种有效的治疗手段。尽可能抽尽积液，使关节内压降低，减少对关节囊的牵伸和对关节软骨的压力。

关节液的肉眼分析、白细胞总数和中性粒细胞百分比，对关节病的诊断虽无特异，但可确定关节炎性质，有助于关节炎的鉴别诊断。美国风湿病学会已将关节液差的黏液素凝块列为类风湿性关节炎的诊断标准之一。

关节液细菌培养和测定空腹血清-关节液糖差对化脓性关节炎的诊断具有重要价值。关节液细菌培养阳性虽可确诊化脓性关节炎，但由于穿吸前早已应用抗生素，即使化脓性关节炎症状和体征典型，而其关节液细菌培养却阴性。

RF是一种抗免疫球蛋白。临床上通过测定血清中RF来作为类风湿性关节炎的辅助诊断，血清RF阳性已列为类风湿的诊断标准之一。Rodana和isenbeis报道了19例血清RF阴性的类风湿性关节炎，其中9例关节液RF阳性。Hollander等认为早期类风湿，在血清RF到出前，关节液RF常可阳性。本组表明，类风湿关节液RF阳性率高于血清RF阳性率，14例中有召例血清阴性而关节液阳性，其中1例d个月后复查，血清RF转为阳性。产生这种结果的原因是：类风湿虽为全身性免疫疾病。但其靶器官是滑膜病变滑膜有合成RF的能力。

类风湿另一免疫学特征是血清CH_{50}正常而关节液CH_{60}显著降低。补体是一组球蛋白，有协助、补充和加强抗体的作用。因此，测定关节液中RF和CH_{50}不仅有助于类风湿的诊断，而且有助于类风湿发病机理的进一步理解。

病例 43 双侧膝关节骨性关节病

一、病例简介

患者，女，47岁，于2019年11月9日入院。

主诉：因发现全身皮肤瘀点1月余。

现病史：患者1个月前无明显诱因出现双下肢散在瘀点、瘀斑，休息后无缓解，无发热、咳嗽、咳痰，无腹痛、腹泻，患者及家属未予重视，未行相关检查，未服用药物治疗。昨天患者上肢、颈部、后背部新发瘀点伴牙龈出血，就诊于当地医院查血常规示：红细胞计数5.13×10^{12}/L，血红蛋白159 g/L，血小板7×10^{9}/L；免疫五项未见明显异常；尿常规：隐血1+，白细胞+−。现患者为求明确诊断及中西医结合治疗，门诊以"血小板减少"收入院。入院症见：患者神清，精神一般，头晕乏力，全身皮肤散在瘀点、瘀斑，无眼睑、鼻腔、口腔黏膜出血，无眼干、眼涩，偶有双手僵硬，脱发明显，无反酸烧心、胃胀，纳食一般，睡眠尚可，小便正常，大便溏，近期体重无明显变化。

既往史：健康情况一般。否认糖尿病、高血压、冠心病，乙肝病史20年，口服恩替卡韦分散片1片每天一次以抗病毒，腰椎间盘突出病史、双侧膝关节骨病病史1年。预防接种史不详。2012年行剖宫产手术；18岁时受腰部外伤，保守治疗。否认输血史。否认食物或药物过敏史。其余系统回顾无异常。

个人史：否认疫区、疫水接触史，否认特殊化学品、放射性物质接触史。无吸烟、饮酒等不良嗜好。否认性病、旅游史。

家族史：父母健在，否认有家族遗传性、免疫性、精神性疾病。

二、检验结果

血常规（静脉血）：白细胞 $12.46 \times 10^9/L$，嗜酸性粒细胞比例 0.10%，中性粒细胞绝对值 $8.38 \times 10^9/L$，嗜酸性粒细胞绝对值 $0.01 \times 10^9/L$，血小板 $45 \times 10^9/L$。EB病毒抗体测定（静脉血）：EB病毒核抗原IgG抗体，阳性；EB病毒壳抗原IgG抗体，阳性。EB病毒DNA检测（静脉血）：EB病毒（EBV-DNA）检测 $<4.00\ E+02\ Copies/mL$。巨细胞病毒IgG抗体测定（静脉血）：巨细胞病毒IgG抗体定量阳性AU/mL。磷脂综合征两项未见明显异常。复查血常规（静脉血）：白细胞 $15.83 \times 10^9/L$，中性粒细胞绝对值 $9.49 \times 10^9/L$，淋巴细胞绝对值 $5.39 \times 10^9/L$，单核细胞绝对值 $0.80 \times 10^9/L$，血小板 $107 \times 10^9/L$。

三、诊断

（1）双侧膝关节骨性关节病。

（2）慢性乙型病毒性肝炎。

（3）腰椎间盘突出。

（4）血小板减少。

四、知识扩展

膝关节骨性关节病是中年以后发生的一种慢性关节病，可单侧发病，亦可双侧发病。中年以后骨关节组织的退行性变是发病的内在因素，慢性膝关节劳损是诱发本病的主要外在因素，局部感受风寒之邪可诱发本病。下肢部骨折畸形愈合，使膝关节负重受力不均亦可诱发本病。膝关节内外翻畸形，先天性足部畸形，未经治疗至中年后，均可导致或加速关节增生。

骨性关节病（osteoarthritis，OA）是一种常见的退行性疾病，主要表现为关节软骨的退化和破坏，以及关节边缘骨赘的形成。双侧膝关节骨性关节病更是严重影响患者生活质量的一种类型。本文将就双侧膝关节骨性关节病的实验室检验进行讨论分析，以期为临床诊断和治疗提供科学依据。

血常规：血常规检查主要用于排除感染、贫血等可能影响关节健康的因素。虽然不能直接诊断骨性关节病，但可以为综合评估提供必要信息。

血沉和C-反应蛋白：这两个指标常用于评估炎症水平。在骨性关节病患者中，血沉和C反应蛋白通常正常或轻度升高，但在炎症性关节炎（如类风湿性关节炎）中会显著升高。

关节液分析：在关节肿胀明显时，抽取关节液进行分析可以帮助诊断。骨性关节病的关节液通常呈透明或淡黄色，白细胞计数较低，黏稠度正常。

生化指标：包括肝功能、肾功能、血糖、血脂等，主要用于评估患者的整体健康状况，排除其他可能影响关节的代谢性疾病。

骨代谢标志物：如骨钙素、Ⅰ型胶原C端肽、Ⅰ型前胶原N端前肽等，这些指标可以反映骨代谢的活跃程度，对骨性关节病的病情监测有一定意义。

自身抗体检测：如类风湿因子、抗环瓜氨酸肽抗体（抗CCP抗体）等，主要用于排除类风湿性关节炎等自身免疫性疾病。

五、讨论分析

双侧膝关节骨性关节病是一种常见的退行性疾病，主要表现为关节软骨的退化和骨质的增生。随着人口老龄化问题的加剧，该病的发病率逐年上升，给患者的生活质量带来严重影响。实验室检验作为诊断和治疗该疾病的重要手段，具有多方面的优势。

精准诊断：关节液分析：通过抽取关节液进行实验室检查，可以分析其中的白细胞计数、蛋白含量、糖水平等指标，有助于判断关节炎症的程度和是否存在感染。此外，关节液中结晶体的检测还可以帮助诊断痛风性关节炎等类似疾病。

血液生化检查：血液检查可以评估患者的整体健康状况，如炎症标志物（C-反应蛋白、红细胞沉降率）的水平可以反映炎症的活动程度。此外，还可以检测类风湿因子、抗环瓜氨酸肽抗体等自身免疫指标，以排除类风湿关节炎等其他自身免疫性疾病。骨代谢标志物检测：骨性关节病的发生、发展与骨代谢密切相关。通过检测血清中的骨形成标志物和骨吸收标志物，可以了解骨转换的速率，评估疾病的进展和治疗效果。

相对于传统的关节镜检查和手术活检，实验室检验是一种微创甚至无创的检查方法，可以减少患者的痛苦和创伤。降低感染风险：实验室检验不需要进行开放性的手术操作，降低了感染的风险。

经济便捷：成本效益：相对于影像学检查和手术治疗，实验室检验的成本较低，更具经济效益。便捷快速：实验室检验通常可以在短时间内完成，便于及时诊断和治疗。

病例 ④ 强直性脊柱炎

一、病例简介

患者，男，56岁，于2024年1月2日入院。

主诉：腰骶部僵痛不适7年余，加重半年。

现病史：患者在当地县医院就诊，经过相关的检查，确诊为强直性脊柱炎，服用了"柳氮磺吡啶肠溶片，1次/日，尼美舒利分散片1片，1次/日"，出院后，他的病情得到了很好的控制。5年前，以上症状加剧，伴有颈肩乏力，一侧轻微活动，在当地市医院经治疗后，病情有所改善；在这次住院的6个月前，没有任何原因，上述症状明显加重，且逐渐出现了前胸部疼痛不适，口服药物后症状未见明显缓解，今患者为求进一步系统诊治，遂来院就诊，行骶髂关节CT示：双侧骶髂关节异常改变，符合强直性脊柱炎（Ⅲ）。因患有强直性脊椎炎而入院。

既往史：健康状况中等。既往无高血压、糖尿病等病史。否认传染性疾病如病毒性肝炎、肺结核、伤寒、猩红热等，未做过预防注射。否认有外科创伤。否认有输血历史。否认饮食和药物过敏。辅助系统检查没有异常。

个人史：生活习惯一般，否认外地久居史，否认疫区、疫情、疫水接触史，否认牧区、矿山、高氟区、低碘区居住史。

家族史：否认糖尿病、高血压。

二、检验结果

尿素氮3.00 mmol/L，血清肌酐55 μmol/L，球蛋白40.3 g/L，白球蛋白比值1.01，高密度脂蛋白0.85 mmol/L，动脉粥样硬化指数3.25，血清铁7.31 μmol/L。

三、诊断

强直性脊柱炎。

四、知识扩展

强直性脊柱炎（AS）是以骶髂关节和脊柱附着点炎症为主要症状的疾病，与HLA-B27呈强关联。

该疾病是四肢大关节和椎间盘纤维环及其附近结缔组织纤维化和骨化，以及关节强直为病变特点的慢性炎性疾病，属风湿病范畴，病因尚不明确，是以脊柱为主要病变部位的慢性病，累及骶髂关节，引起脊柱强直和纤维化，造成不同程度眼、肺、肌肉、骨骼病变，是自身免疫性疾病。

强直性脊柱炎是一种常见的风湿疾病。始发多见于10～30岁人群，20～30岁为高发年龄，40岁以后发病少见。多见于青年男性，男女比例为5∶1。男性发病症状重、进展快。

女性患者具有以下特点：发病年龄一般比男性患者晚，平均为27岁。其病以周围关节受累多见，尤其是膝关节受累发生率高于男性，但髋关节较少累及。耻骨联合受累比男性多见。中轴关节的病情、程度、致畸和丧失生活自理能力均较男性轻和少。贫血者明显多于男性，免疫球蛋白异常也较男性多见。总体病情较轻，预后较好。

本病有明显的家族聚集性，西方报道本病患者一级亲属患病风险较一般人高20～40倍，也有报道其一级亲属患病率达35%。

本病的发病形式一般比较隐匿。早期可有厌食、低热、乏力、消瘦、贫血等症状，一般不严重。少数患者有长期低热和关节痛，酷似风湿热表现，伴体重下降。也有病例表现为发热、盗汗、乏力、贫血和髋关节单关节炎，应与结核相鉴别。大多数病例（90%）首发症状为腰痛、晨僵，活动后可缓解，热敷、热水浴也能缓解。半数左右病例表现为外周关节症状，受累关节多为髋关节、膝关节、距小腿关节等下肢大关节。这类病例使用吲哚美辛等非甾体类抗炎药可明显缓解症状，抗结核药物治疗无效。

血常规与炎症指标：①血常规检查可观察白细胞、中性粒细胞等的变化，但通常无特异性；②炎症指标如C-反应蛋白（CRP）和红细胞沉降率（ESR）在AS活动期常升高，有助于评估疾病活动性。

HLA-B27检测：①HLA-B27基因与AS有很强的关联性，但并非AS的特有标志；②阳性结果可提示AS的风险增加，但阴性结果也不能排除AS的诊断。

免疫学检查：①免疫球蛋白、补体等免疫学指标的变化可反映AS患者的免疫状态；②某些自身抗体如抗核抗体、类风湿因子等，虽然对AS无特异性，但有助于排除其他风湿性疾病。

五、讨论分析

实验室检查的局限性：实验室检查在AS诊断中具有一定的局限性，因为部分AS患者可能无明显的实验室异常。

因此，诊断AS需要综合考虑临床表现、体格检查和影像学检查等多方面的信息。

个体化治疗的重要性：AS患者的个体差异较大，治疗方案需要个体化制定。在制定治疗方案时，应充分考虑患者的年龄、性别、病情严重程度及并发症情况等因素。

预防与监测：对于HLA-B27阳性的个体，应定期进行脊柱和骶髂关节的影像学检查，以便及时发现并处理异常情况。

通过合理的饮食控制、药物治疗和运动锻炼等措施，可降低AS的发病风险和病情进展。

病例 ㊺ 细菌性脑膜炎

一、病例简介

患者，男，20岁，于2023年9月18日入院。

主诉：入院前5 h意识丧失，持续发热。

现病史：1 d前"感冒"，入院前5 h意识丧失，持续发热，有显著脑膜刺激征，腰椎穿刺见米汤样混浊脑脊液，测压≥350 mmH$_2$O。白细胞计数1.5×10^4/μL；中性粒细胞99%；Cl$^-$111.5 mmol/L，Glu 0.01 mmol/L，Pro 251.79 mg/dL，诊断考虑"细菌性脑膜炎"，经验性使用美罗培南和万古霉素联合治疗。

既往史：不祥。

个人史：久居本地，无疫区、疫情、疫水接触史，无牧区、矿山、高氟区、低碘区居住史，无化学性物质、放射性物质。

家族史：无家族遗传疾病史。

二、检验结果

（一）脑脊液涂片革兰氏染色

找到革兰氏染色阴性双球菌，形似脑膜炎奈瑟菌。

（二）脑脊液培养

未做。

三、诊断

细菌性脑膜炎。

四、知识扩展

细菌性脑膜炎是由细菌感染（结核分枝杆菌、布氏杆菌除外）所致的脑膜化脓性炎症。各个年龄段均可发病，以儿童最多见；患者常急性起病，主要表现为发热、头痛、畏光等，多有明显的脑膜刺激征和脑脊液异常改变。细菌性脑膜炎在欧美国家的发病率为4.6～10/10万人，而发展中国家约为101/10万人。21世纪之前，流感嗜血杆菌曾是儿童细菌性脑膜炎最常见致病菌，约占所有病例的50%，但随着流感嗜血杆菌疫苗的应用，其发病率明显降低。目前，社区获得性细菌性脑膜炎主要的病原为肺炎链球菌（约50%）、脑膜炎双球菌（约25%）、B族链球菌（约15%）和单核细胞增多性李斯特菌（约10%），而流感嗜血杆菌仅占细菌性脑膜炎的10%以下。任何细菌感染均能引起脑膜炎，其病原菌与患者的年龄存在一定关系。肺炎链球菌是20岁以上成年人脑膜炎患者最常见的病原体，约占报道病例数的50%。许多因素可以导致患肺炎链球菌性脑膜炎的危险性增加，其中最重要的是肺炎链球菌性肺炎。其他危险因素包括急性或慢性鼻窦炎或中耳炎、酗酒、糖尿病、脾切除、低免疫球蛋白血症、补体缺乏及伴有颅底骨折及脑脊液鼻瘘的脑外伤等。脑膜炎双球菌感染占全部细菌性脑膜炎病例的25%（每年0.6/10万），但占20岁以下病例数的60%。皮肤出现瘀点或紫癜性损害可以特异性提示脑膜炎双球菌感染。一些患者呈暴发性起病，症状出现后几个小时内进展至死亡。感染可以由鼻咽部菌群引起，并呈无症状的带菌状态，但也可以引起侵害性的脑膜炎症。鼻咽部菌群是否会造成严重的脑膜炎症，取决于细菌的毒力和宿主的免疫状态，包括产生抗脑膜炎双球菌抗体的能力及补体通过经典途径和旁路溶解脑膜炎双球菌的能力。缺失补体任何成分包括裂解素的个体，均对脑膜炎球菌感染高度易感。

对于患有慢性或消耗性疾病，如糖尿病、肝硬化、酗酒及慢性泌尿系统感染等的患者，肠道革兰阴性杆菌正逐渐成为其罹患脑膜炎的主要致病菌之一。革兰阴性脑膜炎也可由神经外科手术引起，尤其是颅骨切除术是常见原因。

脑脊液（CSF）检查：脑脊液检查是诊断细菌性脑膜炎的关键步骤。通过腰椎穿刺采集脑脊液样本，然后进行一系列的检测。

常规检查：压力：细菌性脑膜炎患者脑脊液压力通常升高。外观：化脓性脑膜炎的脑脊液常呈混浊或脓性。白细胞计数：白细胞数显著增多，通常超过 $1000 \times 10^6/L$，以中性粒细胞为主。蛋白质含量：蛋白质含量明显升高，可达 $1\ g/L$ 以上。葡萄糖含量：葡萄糖含量显著降低，常低于 2.2 mmol/L。

细菌学检查：涂片镜检：将脑脊液离心后取沉淀物涂片，进行革兰染色后镜检，可直接观察到细菌，是快速诊断的重要方法。细菌培养：将脑脊液接种到适宜的培养基上进行培养，可分离出致病菌，并进行药物敏感试验，为治疗提供重要依据。

免疫学检查：乳胶凝集试验：可快速检测脑脊液中的细菌抗原，有助于早期诊断。酶联免疫吸附试验（ELISA）：可检测脑脊液中的特异性抗体，灵敏度高，特异性强。

分子生物学检查：聚合酶链反应（PCR）：可检测脑脊液中的细菌DNA，具有高度的灵敏度和特异性。

血液检查：血常规：白细胞计数明显升高，中性粒细胞比例增加。血培养：在抗生素使用前采集血液进行培养，可分离出致病菌，为治疗提供重要依据。

五、讨论分析

细菌性脑膜炎是一种严重的中枢神经系统感染，其确诊依赖于实验室检测，包括脑脊液（CSF）的微生物培养、分子生物学检测以及其他相关生化指标的分析。

本例患者来院时已昏迷。幸运的是，通过脑脊液涂片革兰氏染色找到病原菌明确了诊断；遗憾的是，若能同时送检脑脊液培养并培养阳性，则可获得诊断金标准，提示临床医师应加强规范送检意识，在送检脑脊液涂片的同时送检脑脊液培养。该病例也提示微生物检验从业人员应具备较强的阅片能力和责任心，练就"火眼金睛"，不放过任何蛛丝马迹，耐心、谨慎地全片寻找可疑病原菌。

病例 ㊻ HIV 感染

一、病例简介

患者，男，41岁，于2023年9月8日入院。

主诉：因5 d前开始出现周身不适，乏力。

现病史：患者，自觉发热，无明显咳嗽、咳痰，自觉口干，头晕，无流涕打喷嚏，于5 d前开始出现周身不适，乏力咽痛，当天体温37.3℃，无畏寒、寒战；咽部红肿；外院血常规提示白细胞3.8×10^9/L、血小板75×10^9/L。

既往史：不详。

个人史：否认疫区居留史，否认14天内与新型冠状病毒感染者（核酸检测阳性）有接触史，否认吸烟、饮酒史。

家族史：否认家族遗传史。

二、检验结果

乙型肝炎五项、丙型肝炎抗体、梅毒抗体、HIV抗原抗体。其中HIV抗原/抗体：初筛强阳性，复检两种四代试剂均强阳性，HIV抗体确证试验：不确定。

三、诊断

HIV感染。

四、知识扩展

HIV（人类免疫缺陷病毒）感染的诊断主要依赖于实验室检测。这些检测手段能够准确地识别HIV病毒或HIV抗体，为疾病的早期诊断、治疗监测和预防提供了重要依据。以下是HIV感染实验室检验的几种主要方法。

HIV抗体检测是最常用的HIV感染诊断方法，该方法通过检测人体血清或血浆中的HIV抗体来判断是否感染HIV。

酶联免疫吸附试验：原理：酶联免疫吸附试验利用酶标记的抗体与样本中的HIV抗体或抗原反应，通过显色反应来判断结果。特点：操作简便、灵敏度高，广泛用于HIV感染的初筛。

快速检测：原理：快速检测通常采用金标或硒标免疫层析法，通过胶体金标记的抗体与样本中的HIV抗体反应，在试纸上显色来判断结果。特点：操作快速简单，不需要特殊仪器设备，适用于现场快速检测。

免疫印迹试验：原理：免疫印迹试验将HIV病毒蛋白通过电泳分离后转移到膜上，与样本中的HIV抗体反应，通过显色来判断结果。特点：特异性高，常用于HIV抗体初筛阳性样本的确认。

HIV病毒核酸检测通过检测HIV病毒的RNA或DNA来判断是否感染HIV，该方法可以早期诊断HIV感染，监测病程进展和抗病毒治疗效果。

聚合酶链反应：原理：聚合酶链反应通过体外扩增HIV病毒的RNA或DNA片段，然后通过电泳或荧光检测来判断结果。特点：灵敏度高，特异性强，适用于早期诊断和病毒载量检测。

分支DNA检测：原理：分支DNA检测通过放大检测信号来实现对病毒核酸的检测和定量，不需要扩增病毒模板。特点：操作简便，适用于病毒载量检测。

核酸序列依赖性扩增：原理：核酸序列依赖性扩增是一种等温扩增技术，通过一对引物引导的酶促反应过程来扩增病毒RNA。特点：操作简便，灵敏度高，适用于早期诊断和病毒载量检测。

HIV抗原检测通过检测HIV病毒的结构蛋白（如P24抗原）来判断是否感染HIV。该方法可以早期诊断HIV感染，适用于抗体检测窗口期的辅助诊断。

酶联免疫吸附试验：原理：酶联免疫吸附试验利用酶标记的抗体与样本中的HIV抗原反应，通过显色反应来判断结果。特点：操作简便，灵敏度高，适用于早期诊断。

免疫层析法：原理：免疫层析法利用胶体金标记的抗体与样本中的HIV抗原反应，在试纸上显色来判断结果。特点：操作快速简单，不需要特殊仪器设备，适用于现场快速检测。

HIV病毒载量检测通过定量检测HIV病毒的RNA来判断病毒复制水平和病程进展，常用于监测抗病毒治疗效果。

逆转录聚合酶链反应：原理：逆转录聚合酶链反应通过逆转录和PCR扩增HIV病毒的RNA，然后通过荧光检测来判断病毒载量。特点：灵敏度高，特异性强，适用于病毒载量检测。

分支DNA检测：原理：分支DNA检测通过放大检测信号来实现对病毒核酸的检测和定量，不需要扩增病毒模板。特点：操作简便，适用于病毒载量检测。

HIV耐药基因检测通过检测HIV病毒的基因突变来判断病毒是否对某种抗病毒药物产生耐药性，为治疗方案的选择提供依据。

基因测序：原理：基因测序通过测定HIV病毒的基因序列来判断是否存在耐药基因突变。特点：准确度高，可以检测已知和未知的耐药基因突变。

实时荧光PCR：原理：实时荧光PCR通过特异性引物和探针检测HIV病毒的耐药基因突变。特点：操作简便，快速，适用于已知耐药基因突变的检测。

五、讨论分析

HIV（人类免疫缺陷病毒）是导致艾滋病（AIDS）的病原体，对人体免疫系统具有极高的攻击性，主要攻击CD4 T细胞，严重时可能引发恶性肿瘤、心肺功能衰竭甚至死亡。因此，准确检测HIV感染对于疾病的早期诊断、预防和及时治疗具有重要意义。目前，HIV感染的诊断主要依赖于抗体检测和核酸检测两种方法。

抗体检测是HIV感染诊断的传统方法，主要包括HIV抗体确证试验和HIV抗体筛查两部分。抗体检测的原理是检测人体血清中的HIV特异性抗体。如果筛查试验结果为阳性，还需要通过实验室确证试验来确诊。《全国艾滋病检测技术规范》指出，筛查试验为阳性者均不可直接出阳性报告，必须通过实验室确诊后才可出具HIV抗体-1阳性确诊的报告。抗体检测在HIV感染的晚期具有较高的准确性，但是在感染早期，由于抗体的产生需要时间，抗体检测可能出现假阴性。

核酸检测是近年来发展起来的一种新的HIV感染诊断方法，它通过检测HIV的RNA或DNA来确诊感染。核酸检测的优势在于它可以在HIV感染的极早期进行诊断，通常在抗体出现前的1~2周内就可以检测到病毒核酸。因此，核酸检测对于早期发现HIV感染具有重要意义。核酸检测的方法包括逆转录聚合酶链反应（RT-PCR）和核酸序列依赖性扩增技术（NASBA）等。

除了抗体检测和核酸检测，还有其他一些方法可以用于HIV感染的诊断，如抗原检测和IgM双抗体检测等。抗原检测可以在HIV感染的早期检测到病毒抗原，而IgM双抗体检测则可以检测早期出现的IgM抗体。这些方法的联合使用可以进一步提高HIV感染诊断的准确性和早期诊断率。

综上所述，HIV感染的诊断需要综合运用多种检测方法。核酸检测适用于早期感染的诊断，而抗体检测适用于晚期感染的诊断。为了提高诊断的准确性，建议将核酸检测和抗体检测联合使用，同时结合其他诊断方法，如抗原检测和IgM双抗体检测等。通过综合运用这些方法，可以实现HIV感染的早期诊断和及时治疗，对于预防和控制艾滋病的传播具有重要意义。

病例 ㊼ 梅毒

一、病例简介

患者，男，19岁，于2023年9月29日入院。

主诉：因病史同前，龟头红肿近一月，红肿仍明显，少许溃烂，瘙痒明显。

现病史：患者4 d前被牙齿挫伤包皮，2 d前包皮出现红肿疼痛。现患者平素无不适，纳眠可，大小便正常。现无发热、咳嗽、咽痛、乏力、腹泻或呕吐等症状。

既往史：无药物过敏史，无家族遗传疾病史。

个人史：否认疫区、疫水接触史，否认发病前14天内有病例报告社区的旅行史或居住史，否认发病前14天内与新型冠状病毒感染者（核酸检测阳性者）有接触史，否认发病前14天内曾接触过有来自病例报告社区的发热或呼吸道症状的患者，否认聚集性发病。无吸烟、饮酒等不良嗜好。否认性病、旅游史。

家族史：父母健在，否认有家族遗传性、免疫性、精神性疾病。

二、检验结果

梅毒螺旋体明胶凝集试验阳性（＞1∶80）。甲苯胺红不加热血清试验滴度阳性（1∶4）。

三、诊断

（1）一期梅毒。

（2）龟头包皮炎。

（3）急性尿道炎。

四、知识扩展

梅毒是由梅毒螺旋体引起的一种性传播性疾病。梅毒螺旋体从破损的皮肤黏膜进入人体后，数小时后侵入所属淋巴结，2～3 d后经血液循环播散全身，大约经3周的潜伏期在入侵部位发生硬下疳，这是一期梅毒。此后机体产生抗体，螺旋体大部分被杀死，硬下疳自然消失，进入无症状的潜伏期，此即一期潜伏梅毒。但未被杀死的螺旋体在机体内繁殖，经6～8周，大量螺旋体进入血液循环引起二期早发梅毒，皮肤黏膜、骨骼、眼等器官及神经系统受损。二期梅毒的螺旋体最多，随着机体免疫反应的建立，抗体大量产生，大部分螺旋体又被杀死，二期早发梅毒亦自然消失，再次进入潜伏状态，称为二期潜伏梅毒。此时临床上虽无症状，但残存的螺旋体仍然隐藏于组织或淋巴系统内，一旦机体抵抗力下降，螺旋体再次进入血液循环，发生二期复发梅毒，以后随着机制免疫力的消失，病情活动与潜伏交替，2年后进入晚期（三期梅毒）。以上是梅毒的自然病程过程中出现的典型变化，由于个体免疫差异与治疗的影响，临床表现并不完全相同，有的患者可终身潜伏，有的仅有一期而无二期，或仅有三期梅毒症状。

五、讨论分析

非梅毒螺旋体抗原试验：非梅毒螺旋体抗原试验使用的抗原是非特异性的类脂质抗原，主要用于梅毒的筛查。常用的检测方法包括性病研究实验室试验、不加热血清反应素试验、甲苯胺红不加热试验和血浆反应素环状卡片试验。这些试验的特点是操作简便、成本较低，但特异性不如梅毒螺旋体抗原试验。

梅毒螺旋体抗原试验：梅毒螺旋体抗原试验使用的抗原是梅毒螺旋体的特异性成分，主要用于确诊梅毒。常用的检测方法包括梅毒螺旋体血球凝集试验、梅毒明胶颗粒凝集试验和荧光梅毒螺旋体吸收试验。这些试验的特异性和灵敏度较高，能够检测到梅毒特有的抗体。

梅毒免疫检验的临床应用：梅毒免疫检验在临床上用于诊断、治疗监测和流行病学调查。通过检测血液中的抗体，医生可以判断患者是否感染梅毒，以及感染的活跃程度。血清学检测结果还可以帮助评估治疗效果和监测复发。

病例 48　系统性红斑狼疮

一、病例简介

患者，女，36岁，于2023年11月3日入院。

主诉：因皮疹15年，再发3月，乏力半个月。

现病史：患者于2009年，无诱因出现颜面部皮疹，就诊当地医院完善检查，诊断"系统性红斑狼疮"给予口服中药治疗3年后停药，其间皮疹完全缓解，停服中药后开始口服"强的松"10 mg 1次/日治疗3年后自行停药；2014年因剖宫产入住产科，术后切口愈合不良，会诊后建议继续"强的松"10 mg 1次/日，"硫酸羟氯喹"0.2 g 1次/日控制病情；其后患者未规律随诊；于2023年11月3日就诊，查：补体C 30.65 g/L，补体C 40.11 g/L，血清免疫球蛋白A 0.736 g/L，血清免疫球蛋白M 1.250 g/L，血清免疫球蛋白G 25.0 g/L，C-反应蛋白9.70 mg/L，血沉20.25 mm/h，肝肾功能、离子正常、尿蛋白阴性，予以加用"吗替麦考酚酯"控制病情，1个月后患者停用所有药物；3个月前颜面、背部、双下肢近端皮疹，脱发，近半个月明显乏力，四肢无力，口腔溃疡，食欲减退，以"系统性红斑狼疮"收入院。病程中无头晕、头痛，无胸闷、憋气，偶有反酸、胃灼热，无腹痛、腹胀、腹泻及黑便，无尿频、尿急、尿痛及肉眼血尿，食欲及睡眠差，近半个月体重减轻5 kg。

既往史：2014年剖宫产；否认"肝炎、肺结核"等传染病史，否认"高血压、2型糖尿病、冠心病"等慢性病史，否认食物及药物过敏史，否认外伤及输血史，预防接种史不详。

个人史：无旅游史。

家族史：无遗传疾病史。

二、检验结果

肌红蛋白339 ng/mL，肌酸激酶同工酶（发光）5.230 ng/mL，肌酸激酶592 IU/L，乳酸脱氢酶732 IU/L，羟丁酸脱氢酶608 IU/L，白细胞介素6 24.20 pg/mL，D-二聚体2.47 mg/L，天门冬氨酸氨基转移酶156 IU/L，总蛋白58.20 g/L，白蛋白23.60 g/L，白球比0.68，尿素7.90 mmol/L，二氧化碳19.50 mmol/L，钠119 mmol/L，氯94 mmol/L，钙1.75 mmol/L，嗜酸性粒细胞百分比0%，淋巴细胞百分比10.6%，嗜酸性粒细胞绝对值0×10^9/L，淋巴细胞绝对值0.39×10^9/L，红细胞3.35×10^{12}/L，血红蛋白92.00 g/L，红细胞压积27.80%，血小板比积0.140%，有核红细胞绝对值0.01×10^9/L，有核红细胞百分比0.3%，幼稚粒细胞百分比16.6%，幼稚粒细胞绝对值0.61×10^9/L，促甲状腺激素6.110 mIU/L，血沉50 mm/h。

三、诊断

系统性红斑狼疮。

四、知识扩展

系统性红斑狼疮（systemic lupus erythematosus，SLE）是一种自身免疫介导的慢性炎症性疾病，其病因尚不清楚，它的主要特点包括多系统器官损害及多种自身抗体的产生。正如其他的自身免疫性疾病，免疫系统会攻击机体自身的细胞和组织，导致持续的炎症反应和组织损伤。SLE累及几乎所有的系统器官，包括皮肤、关节、肾、肺、神经系统、浆膜、消化、血液和（或）其他组织器官，临床表现复杂多变。

献报道西方SLE的患病率为（14.6～122）/10万，我国人群中SLE的患病率大约是70/10万，女性则高达113/10万。SLE通常好发于育龄妇女，女性的患病率明显高于男性，起病的高峰年龄在15～45岁。幼儿及老年人亦可患病，但性别差异不明显。回顾性研究结果显示，在亚太地区，SLE患者中的女性比例为83%～97%，平均发病年龄为25.7～34.5岁。SLE的病程常常多变且难以预料，稳定期和复发期常常交替出现。SLE的发病有一定的家族聚集倾向，10%～12%的SLE患者中有患SLE的一级亲属，SLE患者的所有一级亲属中约3%发病，单卵双生子同时患病的机会为25%～70%，明显高于双卵双生子（1%～3%）。

全身表现：各种热型的发热，以低、中度热常见；疲倦、乏力、食欲减退、肌痛。皮肤与黏膜表现：①皮疹（80%）：颧部蝶形红斑（特征性）、盘状红斑、指掌部和甲周红斑；②口腔及鼻黏膜无痛性溃疡和脱发（弥漫性或斑秃）。急性期出现多发性浆膜炎：双侧中小量胸腔积液、心包积液。肌肉关节表现：①关节痛是最常见的症状之一，出现在指、腕、膝关节，红肿少见；②常出现对称性多关节疼痛、肿；③Jaccoud关节病：可恢复的非侵蚀性关节半脱位（关节周围肌腱受损）。肾脏表现：①27.9%～70%患者有肾脏受累，蛋白尿、管型尿、水肿、高血压、肾衰竭；②平滑肌受累时可出现输尿管扩张和肾积水。心血管表现：①心包炎：纤维蛋白性心包炎或渗出性心包炎，心脏压塞少见；②疣状心内膜炎：常见于二尖瓣后叶的心室侧，通常无症状，但脱落可引起栓塞，或并发感染性心内膜炎；③心肌损害：心律失常，甚至心力衰竭；④冠状动脉受累：心绞痛和心电图ST-T改变，甚至出现急性心肌梗死。肺部表现：①肺间质：急性、亚急性的磨玻璃样改变和慢性期的纤维化（弥散功能下降），表现为活动后气促、干咳、低氧血症；②弥漫性肺泡出血极少见，但凶险。肺动脉高压：是SLE预后不良的因素之一：①发病机制：包括肺血管炎、肺小血管舒缩功能异常、肺血栓栓塞、广泛肺间质病变；②主要表现：进行性加重的干咳和活动后气短；③超声心动图和右心漂浮导管：可帮助确定诊断。神经系统表现：①又称狼疮脑病，中枢神经系统和外周神经系统均可累及；②中枢神经系统病变：癫痫、头痛、无菌性脑膜炎、脱髓鞘综合征等；③周围神经系统受累：吉兰-巴雷综合征、自主神经病、单神经病、重症肌无力。消化系统：①与肠壁及肠系膜血管炎症有关，可表现为食欲减退、腹痛、呕吐、腹泻；②早期肝损害与预后不良有关；③少数病人可出现急腹症（胰腺炎、肠坏死、肠梗阻）和脂蛋白肠病。血液系统：①贫血（10%属于Coombs试验阳性的溶血性贫血）、白细胞和（或）血小板减少（与抗血小板抗体、抗磷脂抗体及骨髓巨核细胞成熟障碍有关）常见；②部分病人有无痛性轻或中度淋巴结肿大；少数人有脾大。抗磷脂综合征（APS）：①出现在活动期。出现抗磷脂抗体，不一定是APS；APS出现在SLE者为继发性APS；②表现为动脉和（或）静脉血栓形成、反复的自发流产、血小板减少。干燥综合征：继发性干燥综合征，出现泪腺和唾液腺功能不全。眼部表现：①视网膜血管炎引起眼底改变：视网膜出血、视网膜渗出、视盘水肿；②视神经亦可被血管炎累及。

常规检查：①血常规：可评估患者是否存在贫血、白细胞减少、血小板降低等血液系统异常；②尿常规：用于检测是否存在蛋白尿、血尿等肾脏受累的表现。

免疫学检查：①血清蛋白测定：50%的SLE患者伴有低白蛋白血症，30%的患者伴有高球蛋白血症，尤其是γ球蛋白升高；②补体水平检测：疾病处于活动期时，补体水平减低，单个补体成分C3、C4和总补体溶血活性（CH50）均可降低；③自身抗体检测：是SLE诊断的关键，包括抗核抗体（ANA）、抗dsDNA抗体、抗ENA抗体（如抗Sm、抗U1RNP、抗SSA/Ro、抗SSB/La等）、抗核小体抗体和抗磷脂抗体等。

生物化学检查：①肝功能检查：轻中度异常多见，伴有丙转氨酶（ALT）和天门冬氨酸转氨酶（AST）等升高；②肾功能检查：血清尿素氮（BUN）及血清肌酐（Cr）有助于判断狼疮肾炎的临床分期和观察治疗效果；③血脂和炎性指标检测：部分SLE患者存在严重血脂代谢紊乱和炎性指标升高。

五、讨论分析

检验方法的敏感性和特异性：①常规检查如血常规和尿常规虽简单易行，但敏感性和特异性相对较低，易受其他因素干扰；②免疫学检查特别是自身抗体检测是SLE诊断的金标准，具有高度的特异性和敏感性；③生物化学检查有助于评估SLE患者的器官功能状态，但需注意与其他疾病的鉴别诊断。

病情活动性判断：①结合实验室检查能够更明确地判断SLE的疾病活动性，如血常规、尿常规的异常变化，免疫学指标的波动以及生物化学指标的异常等；②病情活动性判断对于制定治疗方案和调整药物剂量至关重要。

鉴别诊断：①SLE的临床表现复杂多样，易与其他自身免疫性疾病、感染性疾病等混淆；②详细的临床检验和影像学检查有助于鉴别诊断，提高诊断的准确性。

治疗监测：①定期复查相关检验项目，如血常规、尿常规、免疫学指标等，有助于监测病情变化和治疗效果；②根据检验结果及时调整治疗方案，确保治疗的有效性和安全性。

病例 49　系统性硬皮病

一、病例简介

患者，女，34岁，于2014年6月28日入院。

主诉：因双手遇冷苍白青紫，周身皮肤厚紧硬，呈蜡样光泽。

现病史：患者，主因双手遇冷苍白青紫，周身皮肤厚紧硬，呈蜡样光泽皮紧难以提起，汗腺及毛发脱失，皮下及皮下组织萎缩，四肢关节僵硬，伸展受限2年，间断咳嗽2个月就诊。患者于2年前冬末初春无明显原因出现双手遇冷苍白青紫，指关节痛，当时本人未介意，逐渐出现四肢远端、面部皮肤厚、紧、胀及色素沉着，前胸"V"形区间有色素脱失，双手指屈伸不利，张口受限等症状。入院后查体：一般情况可，心脏检查未见异常，肺部听诊双肺低于吸气末可闻及细小捻发音，神经系统检查未见异常。

既往史：不详。

个人史：无烟酒嗜好、毒品及其他嗜好、旅游史等。

家族史：无高血压、心脏病等病史。

二、检查结果

抗SCL-70抗体阳性。

抗U1RNP抗体阳性。

抗SSA抗体阳性。

三、诊断

系统性硬皮病。

四、知识扩展

本病大多数患者的最早表现是手（趾）指遇冷时发紫、发白伴麻痛，时发时愈，这在医学上称为雷诺现象，是由于小动脉管腔变窄和闭塞加之遇冷血管痉挛所致。不久患者的躯干和四肢皮肤弥漫性肿胀，继之硬化，最后皮肤萎缩和变薄。由于皮下组织和肌肉也发生萎缩和硬化，致使皮肤紧贴于骨膜上，常可发生皮肤溃疡和坏死。患者的面部表情固定，鼻变小、变尖，眼裂变小，外耳变薄，张口受累，全身关节可以出现疼痛和僵直等。当患者内脏同时受累发病时，往往会出现各种相应症状，如食道受累出现吞咽困难；胃肠受累时，出现腹痛、腹泻与便秘交替；肺脏受累时，发生肺气肿和呼吸困难等症状；心脏病变时出现气急、胸闷、心悸和各种心律不齐等；肾脏病变时出现血尿、蛋白尿、氮质血症和高血压等。这样的患者病情严重，需要积极治疗。硬皮病的治疗方法和药物很多，各人的疗效不一，不少患者经日常的休养和适当的药物治疗，病情能得到一定的改善和缓解。患者自己要树立战胜疾病的信心，要求生活规律，避免过度紧张、各种刺激和吸烟，避免使用麦角碱及肾上腺素等药物。防止手外伤，避免诱发或加重血管收缩的因素。注意手保暖及适度的指趾活动，应经常使用凡士林、抗生素软膏和尿素酯等外用药保护皮肤。注意劳逸结合，增加营养、高蛋白、高能量饮食。

常规化验检查：①血沉：系统性硬皮病患者的血沉一般增快，这反映了疾病的活动性；②C-反应蛋白：C-反应蛋白可正常或轻度升高，其水平与疾病的炎症程度相关；③血常规：可能出现轻度贫血、血小板减少、嗜酸粒细胞增多等现象；④尿常规：有蛋白尿或镜下血尿和管型尿，提示肾脏可能受累。

生化检查：血清白蛋白和球蛋白：血清白蛋白降低，球蛋白增高，反映了肝脏和免疫系统功能的异常。肌酸排出量：20 h尿肌酸排出量可增高，间接反映肌肉受损情况。酶学检查：部分患者肌酸磷酸激酶（CPK）、乳酸脱氢酶（LDH）和谷草转氨酶（SGOT）升高，提示肌肉或肝脏受损。电解质和肾功能：血清钾、氯、尿素氮与肌酐可出现不同程度异常，反映电解质平衡和肾脏功能状态。

免疫学检查：免疫球蛋白：血浆免疫球蛋白可升高，尤其是γ球蛋白血症常见。类风湿因子：约30%的患者类风湿因子阳性。抗核抗体（ANA）：阳性率高达50%～90%，以斑点型和核仁型多见，是系统性硬皮病的重要血清学标志。

特异性抗体：抗SCL-70抗体：阳性率为60%，是系统性硬皮病的标志性抗体，与弥漫性皮肤病变相关。抗着丝点抗体（ACA）：阳性率为40%～70%，常见于CREST综合征（钙质沉积、雷诺现象、食管功能障碍、指端硬化和毛细血管扩张），提示患者不易发生肾脏和肺部损害。其他抗体：如抗RNP抗体、抗SSA抗体及抗心磷脂抗体等也可能出现阳性。

甲皱微循环检查：系统性硬皮病患者的甲皱微循环视野模糊，毛细血管显著减少，异常管袢数增多，血管支扩张、弯曲和袢顶增厚，血流缓慢、瘀滞及血细胞聚集。这些改变具有特征性，可以帮助诊断。

组织病理检查：虽然不是实验室检验，但组织病理检查在系统性硬皮病的诊断中也非常重要。早期可见真皮中、下层的胶原纤维束肿胀和均质化，真皮、皮下血管周围有淋巴细胞、嗜酸性粒细胞浸润。随着病情进展，真皮的胶原纤维束肥厚硬化，血管壁内膜增生，管壁增厚，管腔变窄，甚至闭塞。

五、讨论分析

系统性硬皮病的检验结果涉及多个系统，包括血液、肾脏、肌肉和微循环等。这些检查结果不仅有助于诊断，还能为评估病情严重程度、指导治疗和判断预后提供重要依据。然而，由于系统性硬皮病的复杂性和多样性，确诊往往需要结合临床症状、体征和其他辅助检查，如影像学检查和组织活检等。

病例 50 干燥综合征

一、病例简介

患者，女，39岁，于2011年5月27日入院。

主诉：因出现口干，唾液明显减少，不能多说话，牙齿片状脱落。

现病史：患者，8年前查体发现血清丙氨酸氨基转移酶（ALT）持续升高，诊断为慢性肝炎，经保肝治疗无效。4年前出现口干，唾液明显减少，不能多说话，牙齿片状脱落。吞咽食物需频繁饮水。反复腮腺肿大，同时有眼干、眼红、畏光、异物感、分泌物增多等症状。查体：全身皮肤略显干燥，全身表浅淋巴结无肿大。泪囊欠湿润，双侧腮腺轻度肿大，无压痛。口唇干燥，口腔黏膜未见溃疡。舌质干燥，有裂纹。牙齿脱落。呈猖獗龋。心、肺检查未见异常。腹稍膨隆，腹水征（+），肝大，肋下1 cm可触及，脾可触及边缘，神经系统检查阴性。

既往史：不详。

个人史：否认特殊化学品、放射性物质接触史。无吸烟、饮酒等不良嗜好。否认性病、旅游史。

家族史：无心脏病、结核病史。

二、检验结果

抗SSA抗体：阳性。

抗SSB抗体：阳性。

抗核抗体谱：阴性。

肝肾功能：ALT 36 IU/L。

三、诊断

干燥综合征。

四、知识扩展

干燥综合征（SS）是一种全身性慢性炎症性自身免疫性疾病。干燥综合征主要侵犯外分泌腺体，其中以泪腺和唾液腺受累最为常见，常表现为明显的口干、眼干、龋齿、反复的腮腺肿大。同时也可以累及其他脏器，形成多种临床表现，常常会累及肺脏，表现为咳嗽、胸闷、喘憋；累及肾脏，造成肾小管酸中毒、低钾血症。干燥综合征发病多为中老年女性，病程比较长，预后一般比较良好。

常有眼内异物感烧灼感和眼痒、眼干，局部受刺激或情绪激动时流泪少等表现；大多数患者感口干，常伴舌及口角碎裂疼痛，吞咽干粗食物困难，约半数患者出现双侧对称性腮腺肿大；因皮肤汗腺萎缩可致表皮干涩、痛痒；还可因表皮性血管炎出现紫癜样皮疹；少数患者有结节性红斑、反复发作的荨麻疹和皮肤溃疡；各系统受累的表现，如远端肾小管受累引起的Ⅰ型肾小管酸中毒，可表现为多尿周期性低血钾性麻痹和肾结石；还可伴有肺间质纤维化、萎缩性胃炎、关节痛、淋巴结肿大、肝脾肿大等；约半数病例患有类风湿关节炎、系统性红斑狼疮、结节性多动脉炎、多发性肌炎或皮肌炎等病的临床表现。

血细胞分析、血沉：15%病例WBC偏低，而嗜酸粒细胞增多，约20%患者有轻度贫血（多为正细胞正色素型），10%患者PLT减少。

风湿系列：患者常有多种自身免疫抗体，RF阳性率可达75%以上，ANA阳性率占50%～60%，抗SSA及抗SSB抗体对本病诊断有重要意义，阳性率分别为70%和50%，二者常同时阳性。偶有抗dsDNA抗体阳性。原发性病例抗Sm抗体和抗RNP抗体阴性，抗心磷脂抗体（ACA）阳性率约20%，抗ulRNP抗体和抗着丝点抗体（ACA）的阳性率为5%～10%。此外，CIC可为阳性，hs-CRP升高者不足10%，补体一般不减低。

抗α-胞衬蛋白抗体：近50%患者抗α-胞衬蛋白（α-fodrin）抗体阳性。抗α-fodrin抗体阳性患者血IgG水平、ESR较抗α-fodrin抗体阴性患者高，抗SSA抗体和ANA均阴性的SS患者抗α-fodrin抗体也均阴性。抗α-fodrin抗体对SS的诊断有一定意义，但抗α-fodrin抗体与SS患者的临床表现无明显关系，可能与患者的病情活动有关。另外，抗α-fodrin抗体对于抗体阴性的SS诊断意义不大。

血清免疫球蛋白、肾功能：90%以上的病例IgG、IgM明显升高。近半数病例BUN升高，与肾小管性酸中毒有关。

唾液检查：唾液IgG、IgM升高，RF阳性，32-MG升高并与唇腺病理检查的炎性细胞浸润程度成正比，随病情活动性加重而升高。

血清β_2-微球蛋白：急性期β_2-MG升高，可作为判断病情活动的指标。

其他检查：抗毒蕈碱受体3抗体是诊断原发性和继发性SS的新抗体。30%患者ATG抗体和抗胃壁细胞抗体（PCA）阳性，10%患者Coombs试验阳性。血pH下降，而尿内pH升高，血K+降低，常表现为肾小管性酸中毒。部分患者SLC-R增高，大多数病例巨球蛋白和冷球蛋白异常升高，呈多克隆性高γ-球蛋白血症。

五、讨论分析

系统性硬皮病的检验结果涵盖了血液学、尿液、生化、免疫学以及微循环等多个方面。这些检查结果不仅有助于确诊疾病、评估病情严重程度，还能为治疗方案的制定和预后判断提供重要依据。

血常规检查显示，患者常出现血沉增快、红细胞减少、血小板减少和嗜酸性粒细胞增多等症状，这些指标反映了患者体内的炎症状态和轻度贫血情况。血沉的增快可能指示疾病活动性的增加，而贫血则可能是慢性疾病对骨髓功能的影响。

尿常规检查中，系统性硬皮病患者可能出现蛋白尿、镜下血尿和管型尿。这些异常表明肾脏可能受到了损害，蛋白尿尤其提示肾小球功能的减退。肾脏损害是系统性硬皮病的重要并发症之一，对患者的预后有显著影响。

生化检查方面，患者通常表现出血清白蛋白降低、球蛋白增高以及血中纤维蛋白原含量增加等现象。血清白蛋白的降低可能反映了肝脏功能的受损或营养不良状态，而球蛋白的增高则与慢性炎症和免疫反应有关。此外，部分患者还会出现肌酸磷酸激酶、乳酸脱氢酶和谷草转氨酶等酶学指标的升高，这可能意味着肌肉或心脏受到累及。

免疫学检查在系统性硬皮病的诊断中尤为重要。作为一种自身免疫性疾病，系统性硬皮病患者体内常出现多种自身抗体。例如，抗核抗体（ANA）阳性率高达50%～90%，而抗SCL-70抗体和抗着丝点抗体的阳性率也分别达到60%和40%～70%。这些特异性抗体的存在不仅有助于确诊系统性硬皮病，还能提供有关疾病亚型和预后信息。抗SCL-70抗体阳性通常与弥漫性皮肤病变和肺部受累相关，而抗着丝点抗体阳性则更多见于局限性皮肤病变和较少的脏器损害。

除了上述常规检查外，甲皱微循环检查和血流图检查也能为系统性硬皮病的诊断提供重要信息。甲皱微循环检查可发现毛细血管显著减少、血管支扩张和血流缓慢等改变，反映了微血管病变的严重程度。血流图检查则显示肢端血流速度减慢和血流量减少，进一步证实了血管功能受损。通过综合分析这些检验结果，医生可以更全面地了解患者的病理状态，从而采取更精准、有效的治疗措施，改善患者的生活质量和预后。

病例51 Evans综合征

一、病例简介

患者，男，51岁，于2022年3月24日入院。

主诉：因近1年来手抖症状加重。

现病史：5年前患者开始间断出现四肢抽动，近1年来手抖症状加重，5年前明确诊断为原发性甲状旁腺功能减退症，长期口服碳酸钙片，早晨8：00患者无明显诱因突然出现晕厥，呼之不应，休息10 min后缓解，仍感头晕不适，四肢乏力，伴恶心，无呕吐，无头痛、发热，无心悸、胸闷、胸痛。现为进一步诊治收入院。

既往史：2年前，体检查出血小板（PLT）50×10^9/L，给予泼尼松等治疗。

个人史：无吸烟、饮酒等不良嗜好。否认性病、旅游史。

家族史：无心脏病、结核病史。

二、检查结果

Coombs试验阳性。

免疫球蛋白IgG 33.0 g/L，补体C 30.726 g/L。

三、诊断

Evans综合征。

四、知识扩展

Evans综合征属自身免疫性疾病，自身抗体多以温抗体形式存在，IgG比例较高，于37℃左右与红细胞结合最为活跃。因巨噬细胞携有IgG受体，当红细胞吸附IgG后，易被巨噬细胞识别、吞噬，引起溶血。在溶血的过程中，同时也产生抗血小板自身抗体，血小板被破坏而在外周血中含量减少，所以Evans综合征患者临床表现兼有溶血性贫血和出血倾向，主要有黄疸、肝脾肿大、紫癜、血尿等。若自身抗体免疫反应进展累及血管、肾脏、关节等，Evans综合征可继发系统性红斑狼疮、桥本甲状腺炎、类风湿性关节炎、硬皮症、皮肌炎、甲亢等自身免疫性疾病。

Evans综合征患者的血细胞、骨髓象特征，除Hb、红细胞、血小板降低，网织红细胞增高外，还有骨髓巨核细胞和NRBC代偿性增生活跃，同时巨核细胞伴有成熟障碍表现。

血常规检测：红细胞计数和血红蛋白浓度：通常会显示红细胞数量减少和血红蛋白浓度下降，提示贫血。血小板计数：血小板数量显著减少，这是ITP的典型表现。

网织红细胞计数：由于红细胞破坏增加，骨髓代偿性生成红细胞增多，导致网织红细胞比例升高。白细胞计数：一般正常，但感染或炎症时会升高。

骨髓检查：骨髓细胞形态学检查：红细胞系增生明显，粒红比例倒置。巨核细胞数量正常或增多，但产板型巨核细胞减少。骨髓活检：可进一步评估骨髓结构、红细胞系和巨核细胞系的增生情况。

溶血相关检测：血清胆红素检测：总胆红素和间接胆红素升高，提示溶血。血浆游离血红蛋白检测：血浆中游离血红蛋白升高。乳酸脱氢酶（LDH）检测：LDH水平升高，反映红细胞破坏增多。尿含铁血黄素试验（Rous试验）：慢性血管内溶血时，尿中含铁血黄素阳性。红细胞寿命检测：放射性核素标记红细胞，检测其半衰期缩短。

抗体检测：抗人球蛋白试验（Coombs试验）：直接Coombs试验阳性，提示红细胞表面存在自身抗体。间接Coombs试验可检测血清中游离的自身抗体。血小板相关抗体检测：血小板表面或血清中存在针对血小板膜糖蛋白的自身抗体。特异性抗体检测：如抗IgG、抗IgM、抗C3等，进一步明确抗体的类型和性质。

其他相关检测：肝功能检测：评估胆红素代谢情况。肾功能检测：监测溶血对肾脏的影响。自身抗体谱检测：排除其他自身免疫性疾病。流式细胞术：检测血小板表面抗体和红细胞表面抗体。基因检测：部分Evans综合征可能与遗传相关，基因检测有助于明确病因。

五、讨论分析

Evans综合征的检验结论需综合考虑多项指标，贫血、血小板减少、Coombs试验阳性和免疫球蛋白水平异常是主要特征。这些结果不仅有助于确诊Evans综合征，还能与其他原因引起的溶血性贫血和血小板减少性疾病相鉴别。

实验室检验在Evans综合征的诊断中起到关键作用。通过对血液学、免疫学及其他相关指标的详细分析，可以为临床医生提供准确的诊断依据，并指导治疗方案的制定。同时，实验室检验结果的动态监测也有助于评估治疗效果和疾病进展。

病例 ㊿ 疟疾

一、病例简介

患者，男，56岁，于2023年7月24日入院。

主诉：发热、头痛伴乏力5 d。

现病史：患者2个月前曾有发热数天病史，体温不详，于当地医院输液治疗后好转，诊断未明确。5 d前无明显诱因发热，伴头部持续性胀痛，感全身乏力，无咳嗽、咳痰、恶心呕吐、咯血、腹痛、腹泻等不适，患者于当地就诊，测体温38.0℃，予以输液治疗症状未缓解，并较前进展，出现寒战，持续数秒，发作无规律。患者本次起病以来，患者精神、食纳、睡眠差，小便正常，大便1 d未解、体重无明显减轻。

既往史：不详。

个人史：生活习惯一般，否认外地久居史，否认疫区、疫情、疫水接触史，否认牧区、矿山、高氟区、低碘区居住史，否认化学性物质、粉尘、放射性物质、有毒物质接触史，否认药物成瘾史。

家族史：无与患者类似疾病，无家族遗传倾向的疾病。

二、检验结果

入院查示WBC 4.98×10^9/L，N 78.5%，L 11.1%，M 9.2%，RBC 3.62×10^9/L，HGB 107 g/L，HCT 31.5%，PLT 31×10^9/L。

血常规复检：外周血涂片中性中幼粒细胞1%，中性晚幼粒细胞2%，中性杆状核粒细胞16%，中性分叶核粒细胞59%、淋巴细胞9%，单核细胞12%，嗜酸性粒细胞1%。中性粒细胞胞浆可见中毒颗粒及空泡变性。成熟红细胞大小不等，胞内易见疟原虫环状体。血小板分布散在，数量罕见，可见大血小板。

尿常规干化：WBC（++）、尿蛋白（+++）、尿隐血（+++），显微镜镜检WIC+/HP，RIC+/HP。

大便黄软，隐血阳性，镜检WIC 0～2/HP、TBIL 38.7 μmol/L、DBIL 16.5 μmol/L、TP 47.9 g/L、ALB 26.6 g/L、PCT 39.59 ng/mL，C-反应蛋白69.4 mg/L，ESR 90 mm/h，SF 1661 ng/mL，电解质、肾功能及心肌酶正常。

再次血常规检查WIC 3.75×10^9/L，N 76.9%，L 12.4%，M 9.6%，RIC 2.76×10^9/L，HGB 83 g/L，HCT 23.5%，PLT 31×10^9/L。

输血前常规、痰涂片、痰培养、血培养等筛查均未见异常。

三、诊断

疟疾。

四、知识扩展

传染源：外周血中有配子体的患者和带虫者是疟疾的传染源。间日疟原虫的配子体常在原虫血症2～3 d后出现，恶性疟原虫配子体在外周血中出现较晚，要在原虫血症后7～11 d才出现，血中带红细胞内期疟原虫的献血者也可通过供血传播疟疾。

传疟媒介：按蚊是疟疾的传播媒介，我国主要的传疟按蚊是中华按蚊、嗜人按蚊、微小按蚊和大劣按蚊。

易感人群：除了因某些遗传因素对某种疟原虫表现出不易感的人群及高疟区婴儿可从母体获得一定的抵抗力外，其他人群对人疟原虫普遍易感。反复多次的疟疾感染可使机体产生一定的保护性免疫力，因此疟区成人发病率低于儿童，而外来的无免疫力的人群，常可引起疟疾暴发。

检验项目的选择：血液检查红细胞计数、血红蛋白、白细胞计数及分类计数。疟原虫检查血液涂片、激发试验、骨髓涂片、疟原虫抗原检测。脑脊液检查：细胞计数、蛋白、氯化物。

检验结果的分析：白细胞正常或降低，分类计数大单核细胞增多。恶性疟疾白细胞总数增高，多在（10~20）×10^9/L之间，中性粒细胞高达0.80~0.95。由于疟疾反复发作后红细胞破坏导致贫血，红细胞及血红蛋白降低。疟原虫检查寒战时或发作6 h内取外周血标本，在载玻片，上涂约1 cm直径的厚、薄血片各一个。厚膜玻片用于在集中范围内查找疟原虫，薄片可对原虫进行分类和分期。血片染色查找疟原虫，是疟疾确诊的简单而可靠的依据。骨髓穿刺涂片查找原虫阳性率高于末梢血片，必要时可行骨穿。激发试验是为了提高疟原虫的检出率，成人患者皮下注射肾上腺素0.5 mg后，每隔15 min涂血片检验一次，共2~3次。脑脊液检查用于脑性疟疾的鉴别诊断。可出现压力增高，白细胞计数正常或偏高，但很少高于20×10^9/L。蛋白质、氯化物在正常范围。抗原检测是用特异的抗体检测疟原虫抗原，对于在外周血多次检查阴性者尤为适用。

五、讨论分析

疟疾的实验室诊断需要结合多种方法进行综合分析。血涂片检查作为金标准，能够直接观察疟原虫的存在，但易受疟原虫密度低、形态不典型及操作人员技术水平等因素的影响。血清学检查和分子生物学检测能够提高检出率，但目前主要用于流行病学调查和辅助诊断。血常规检查中的血小板计数减少和总胆固醇水平降低等指标，可以为疟疾的诊断提供重要线索。同时，临床医生应结合患者的临床症状和流行病学史进行综合判断，及时开展治疗干预措施，从而减少疟疾重症病例发生和防止继发传播。

病例 53　感染性休克

一、病例简介

患者，男，72岁，于2023年4月26日入院。

主诉：意识不清8 h。

现病史：患者家属表示，在今天15：00左右，患者出现了神志不清、说话不清楚、没有自主活动、脉搏弱、小便多、手足冰冷、没有喷出性呕吐和肢体颤抖等症状，于是立即打"120"送到医院急诊科，做心电图、心肌标志物、血气分析、颅脑CT及相关检验，同时立即给予心电监测、血氧饱和度监测、持续吸氧、建立静脉通道，向患者家属交代病情后在急诊科予气管插管接有创呼吸机辅助通气（插管深度24 cm），并给予镇静、利尿等对症治疗，经会诊后被判定为"昏迷"。目前的症状：患者处于镇静状态，有创呼吸机的帮助，脸色惨白，双腿浮肿，手脚冰凉，导尿管脱落，小便量增加，今天已经排泄了5000 mL左右，大便调。

既往史：健康状况中等。2024年4月3日，确诊为"脑梗死"，确诊为脑动脉栓塞所致脑梗死（急性）、多发性脑梗死（急性期）、TOAST主动脉粥样硬化（AS）、脑动脉粥样硬化（AS）、腰椎退行性病变（慢性缺血性脑血管病）、皮质下动脉硬化脑病（中度）及高同型半胱氨酸（Hcy）血症。无高血压、糖尿病、冠状动脉粥样硬化等病史。否认有传染性疾病。否认注射疫苗的历史。2024年4月3日于神经科接受脑血管造影检查。否认有输血历史。对饮食和药物过敏的否认。辅助系统检查没有异常。

个人史：生活习惯一般，否认外地久居史，否认疫区、疫情、疫水接触史。

家族史：父母已故，死因不详。兄弟姐妹、子女均无类似病史及遗传病史。

二、检验结果

2024年4月26日生化常规（静脉血）：葡萄糖13.88 mmol/L，尿素氮10.90 mmol/L，二氧化碳结合力21.3 mmol/L，胱抑素C 1.37 mg/L，β_2-微球蛋白3.47 mg/L，总蛋白56.7 g/L，白蛋白30.6 g/L，血球蛋白比值1.17，丙氨酸氨基转移酶87 IU/L，天门冬氨酸氨基转移酶57 IU/L，谷氨酰基转移酶62 IU/L，碱性磷酸酶147 IU/L，高密度脂蛋白0.52 mmol/L，乳酸脱氢酶459 IU/L，α羟基丁酸脱氢酶368 IU/L，超氧化物歧化酶102 IU/mL，血清铁6.47 μmol/L，血清镁1.21 mmol/L，血清钠123.31 mmol/L，血清氯85.64 mmol/L，血清钙1.84 mmol/L。

2024年4月27日葡萄糖7.25 mmol/L，尿素氮10.40 mmol/L，胱抑素C 1.55 mg/L，β_2-微球蛋白3.87 mg/L。总蛋白50.5 g/L，白蛋白30.4 g/L，丙氨酸氨基转移酶73 IU/L，天门冬氨酸氨基转移酶50 IU/L，胆碱酯酶1766 IU/L，前白蛋白9.5 mg/dL，乳酸脱氢酶434 IU/L，α羟基丁酸脱氢酶321 IU/L，超敏C-反应蛋白184.79 mg/L。

2024年5月1日葡萄糖12.34 mmol/L，二氧化碳结合力31.2 mmol/L，胱抑素C 1.53 mg/L，β_2-微球蛋白3.61 mg/L。总蛋白53.9 g/L，白蛋白33.5 g/L，丙氨酸氨基转移酶141 IU/L，天门冬氨酸氨基转移酶188 IU/L，谷氨酰基转移酶67 IU/L，胆碱酯酶1831 IU/L，前白蛋白11.0 mg/dL。

2024年5月2日总蛋白53.2 g/L，白蛋白31.1 g/L，丙氨酸氨基转移酶427 IU/L，天门冬氨酸氨基转移酶560 IU/L，谷氨酰基转移酶135 IU/L，碱性磷酸酶140 IU/L，胆碱酯酶2 003 IU/L，前白蛋白12.8 mg/dL，乳酸脱氢酶707 IU/L，α羟基丁酸脱氢酶374 IU/L，磷酸肌酸激酶同工酶27.7 IU/L，超敏C-反应蛋白24.86 mg/L。

2024年5月3日葡萄糖8.72 mmol/L，尿素氮12.70 mmol/L，二氧化碳结合力32.9 mmol/L，胱抑素C 1.84 mg/L，β_2-微球蛋白3.89 mg/L。总蛋白54.8 g/L，白蛋白33.1 g/L，丙氨酸氨基转移酶377 IU/L，天门冬氨酸氨基转移酶320 IU/L，谷氨酰基转移酶135 IU/L，碱性磷酸酶127 IU/L，胆碱酯酶2 140 IU/L，前白蛋白

15.5 mg/dL，乳酸脱氢酶506 IU/L，α羟基丁酸脱氢酶340 IU/L，磷酸肌酸激酶同工酶57.5 IU/L，超敏C-反应蛋白14.87 mg/L。

2024年5月8日肾功能测定（静脉血）：葡萄糖7.75 mmol/L，血尿酸165 μmol/L，二氧化碳结合力32.6 mmol/L，胱抑素C 1.35 mg/L，$β_2$-微球蛋白3.02 mg/L。总蛋白50.4 g/L，白蛋白32.8 g/L，球蛋白17.6 g/L，直接胆红素9.73 μmol/L，丙氨酸氨基转移酶98 IU/L，谷氨酰基转移酶83 IU/L，胆碱酯酶2 123 IU/L，前白蛋白11.6 mg/dL，α-L-岩藻糖苷酶11.30 IU/L。淀粉样蛋白A 559.50 mg/L。

2024年5月9日总蛋白48.2 g/L，白蛋白30.0 g/L，球蛋白18.2 g/L，丙氨酸氨基转移酶62 IU/L，谷氨酰基转移酶70 IU/L，胆碱酯酶2270 IU/L，前白蛋白10.2 mg/dL，乳酸脱氢酶411 IU/L，α羟基丁酸脱氢酶299 IU/L，超敏C-反应蛋白111.44 mg/L。

2024年5月10日生化常规：葡萄糖7.93 mmol/L，血尿酸109 μmol/L，二氧化碳结合力29.3 mmol/L，总蛋白46.1 g/L，白蛋白28.2 g/L，球蛋白17.9 g/L，直接胆红素8.45 μmol/L，胆碱酯酶1 884 IU/L，高密度脂蛋白0.45 mmol/L，乳酸脱氢酶359 IU/L，血清无机磷0.56 mmol/L，血清钠136.30 mmol/L，血清钙1.93 mmol/L。

三、诊断

（1）感染性休克。

（2）昏迷。

（3）肺部感染。

（4）呼吸衰竭。

（5）心力衰竭。

（6）脑梗死。

（7）低蛋白血症。

（8）电解质紊乱。

四、知识扩展

感染性休克主要是由细菌及毒素作用引起，常见于严重胆道感染、急性化脓性腹膜炎、泌尿系统感染等。其主要致病菌是革兰阴性菌。根据血流动力学的改变可分为低动力型（低排高阻型）和高动力型（高排低阻型）。

血常规：可见白细胞计数增高或降低、血小板减少、凝血功能障碍等。这些变化反映了机体对感染的炎症反应及凝血系统的异常。

生化检查：可见血肌酐、胆红素、谷丙转氨酶等指标升高，这些变化可能提示肾脏、肝脏等器官的功能障碍。

血培养与药敏试验：血培养可发现病原菌，为抗感染治疗提供依据。药敏试验则可指导抗生素的选择，以提高治疗的针对性和有效性。

其他检查：如C-反应蛋白（CRP）、降钙素原（PCT）等炎症指标，可反映机体的炎症反应程度。心电图检查可发现心肌损害、心律失常等异常情况。

五、讨论分析

实验室检查的局限性：实验室检查虽然对于感染性休克的诊断和治疗具有重要意义，但并非绝对可靠。部分感染性休克患者可能无明显实验室检查结果异常，而另一些患者可能因合并其他疾病而出现复杂的实验室检查结果模式。因此，在解读实验室检查结果时，应充分考虑患者的临床背景和病情特点。

综合治疗的重要性：感染性休克的治疗需要综合多种手段，包括抗感染治疗、液体复苏、血管活性药物应用、器官功能支持等。实验室检查只是其中的一部分，不能替代其他治疗措施。因此，在制定治疗方案时，应综合考虑患者的具体情况和实验室检查结果等因素。

定期监测与随访：对于感染性休克患者，应定期进行实验室检查以监测病情变化。如发现实验室检查结果持续异常或出现新的并发症等情况，应及时调整治疗方案并加强随访管理。

病例 54 急性化脓性扁桃体炎

一、病例简介

患者，女，4岁，于2019年8月5日入院。

主诉：因发热1 d。

现病史：患儿1 d前无明显诱因出现发热，体温达39.2℃，热峰2～3次/日，有寒战，偶有声咳，无咳痰，家属自行给予患儿"头孢克肟，磷酸奥司他韦、小儿豉翘清热颗粒，布洛芬，对乙酰氨基酚（具体剂量不详）"口服，患儿热可退，仍反复发热，家属携患儿就诊，完善血常规后，以"发热"收入院，患儿病程中，精神状态一般，呕吐1次（口服药物后），无声音嘶哑，无惊厥发作，食欲差，尿量少，大便稀，近期体重无明显变化，

既往史：无药物过敏史。

个人史：生活习惯一般，否认外地久居史，否认疫区、疫情、疫水接触史。

家族史：无家族遗传疾病史。

二、检查结果

中性粒细胞百分比80.70%，嗜酸性粒细胞百分比0%，淋巴细胞百分比7.30%，中性粒细胞绝对值31.90×10^9，嗜酸性粒细胞绝对值0.01×10^9，嗜碱性粒细胞绝对值0.10×10^9，单核细胞绝对值3.39×10^9，血红蛋白113 g/L，红细胞压积34.10%，平均血小板体积8.6 fl，血小板分布宽度3.3 fl，大型血小板比率14%，有核细胞总计数39.50%，幼稚粒细胞百分比3.1%，幼稚粒细胞绝对值1.21×10^9/L，超敏C-反应蛋白52.99 ng/L，白细胞介素6 136 pg/mL，乳酸脱氢酶279 IU/L，羟丁酸脱氢酶

211 IU/L，凝血酶原时间 15.90 s，纤维蛋白原 4.76 g/L，降钙素原 9.70 ng/mL，总蛋白 59.40 g/L，白蛋白 39.80 g/L，球蛋白 19.60 g/L，肌酐 39 μmol/L，二氧化碳 18.10 mmol/L，钠 134.00 mmol/L，肺炎支原体 IgM 抗体 1.35。

三、诊断

（1）急性化脓性扁桃体炎。

（2）胃肠功能紊乱。

四、知识扩展

急性化脓性扁桃体炎（acute suppurative tonsillitis）是腭扁桃体炎的急性非特异性炎症。主要致病菌为乙型溶血性链球菌、葡萄球菌、肺炎链球菌、流感杆菌等，少数有厌氧菌感染，常合并病毒感染。多发生于儿童及青年，春秋季、气温变化时多见。

起病较急，咽痛为其主要症状，继而发展到对侧，咽痛剧烈者，可有吞咽困难，同侧耳痛、言语不清，呼吸费力、张口受限、耳闷、耳鸣和听力减退等症状。全身症状可有全身不适、疲乏无力、头痛等，常有发热，体温可达 38～40℃，甚至 40℃ 以上。婴幼儿可有腹泻。

血常规检查：①检测白细胞计数及中性粒细胞比例，以判断是否存在细菌感染；②急性化脓性扁桃体炎患者通常会出现白细胞计数和中性粒细胞比例显著升高；③细菌培养与药敏试验通过采集扁桃体表面的脓性分泌物进行细菌培养，以明确致病菌种类；④药敏试验可帮助医生选择对致病菌敏感的抗生素，提高治疗效果。

五、讨论分析

检验方法的准确性：①体格检查简便易行，但易受医生经验和患者主观感受的影响；②血常规检查是判断细菌感染的常用方法，但其特异性较低，需结合其他检验结果进行综合分析；③细菌培养与药敏试验是确诊致病菌和制定治疗方案的关键，但培养结果可能受采样、运输、保存等因素的影响。

病情评估与治疗方案制定：①结合体格检查、血常规检查及细菌培养结果，可全面评估患者的病情严重程度和致病菌种类；②根据病情评估结果，制定针对性的治疗方案，包括抗生素的选择、剂量和疗程等。对于病情严重的患者，如伴有高热、吞咽困难等症状，需及时采取输液、退热等对症治疗措施。

注意事项：①在采集标本进行细菌培养时，应注意无菌操作，避免污染；②对于儿童患者，应特别注意其配合程度和舒适度，避免造成不必要的恐惧和伤害；③在治疗过程中，应密切观察患者的病情变化，及时调整治疗方案。

病例 55　多囊卵巢综合征

一、病例简介

患者，女，22岁，于2020年6月8日入院。

主诉：多毛和肥胖。

现病史：4年来月经周期无规律，有时间隔2～5个月。患者超重（身高160 cm，体重75 kg），其上唇、胸腹部多毛，面部多痤疮。多毛现象从15岁开始。患者月经前7 d抽取血样测定促性腺激素、黄体酮和催乳素，重复多次测定催乳素，结果在110～220 ng/mL。脑垂体CT扫描未见异常。

既往史：不详。

个人史：无外地久居史，无疫区长期居住史。生活规律，无吸烟史。无饮酒史。无毒物、粉尘及放射性物质接触史，无旅游史。

家族史：无家族遗传疾病史。

二、检验结果

常规生化检查和甲状腺功能试验正常。促黄体生成素18.5 IU/mL，尿促卵泡素6.1 mU/mL，雌二醇130 nmol/L，催乳素220 ng/mL，睾酮5.3 nmol/L。

三、诊断

多囊卵巢综合征。

四、知识扩展

多囊卵巢综合征（polycystic ovary syndrome，PCOS）是育龄妇女常见的内分泌代谢异常综合征，以雄激素过多及长期无排卵为特征，常伴有高血脂、糖尿病、心血管疾病和心理障碍。此外，由于长期受雌激素刺激而无孕酮的周期性调节，PCOS妇女的子宫内膜高度增生，内膜癌变的概率较正常妇女高出4倍以上。因此，PCOS已经成为影响妇女身心健康和生命质量的最常见和最重要的疾病之一。POCS可能源于胚胎时期宫内发育迟缓或过期妊娠，出生后长期伴随着妇女，因此，需要长期甚至终生医疗和保健。PCOS的病因尚未阐明，随着基础研究和临床实践的深入，目前认为POCS是一种多基因遗传性疾病，并受多种环境因素的影响而临床表现多样化，且趋于复杂化。

月经紊乱：PCOS导致患者无排卵或稀发排卵，约70%伴有月经紊乱，主要的临床表现形式为闭经（表现为原发性闭经或继发性闭经，原发闭经者较少见）、月经稀发和功血，占月经异常妇女70%~80%，占继发性闭经的30%，占无排卵型功血的85%。

由于PCOS患者排卵功能障碍，缺乏周期性孕激素分泌，子宫内膜长期处于单纯高雌激素刺激下，内膜持续增生易发生子宫内膜单纯性增生、异常性增生，甚至子宫内膜非典型增生和子宫内膜癌。

高雄激素：①多毛：约占60%以上，乳晕周围发现一至数根粗长毛即有诊断意义。毛发的多少和分布因性别和种族的不同而有差异，多毛是雄激素增高的重要表现之一，临床上评定多毛的方法很多，其中世界卫生组织推荐的评定方法是Ferriman-Gallway毛发评分标准。我国PCOS患者多毛现象多不严重，大规模社区人群流调结果显示mFG评分＞5分可以诊断多毛，过多的性毛主要分布在上唇、下腹和大腿内侧；②高雄激素性痤疮（hyperandrogenitic acne）：PCOS患者多为成年女性痤疮，伴有皮肤粗糙、毛孔粗大，与青春期痤疮不同，具有症状重、持续时间长、顽固难愈、治疗反应差的特点；③女性型脱发（female pattern alopecia，

FPA）：PCOS 20岁左右即开始脱发。主要发生在头顶部，向前可延伸到前头部（但不侵犯发际），向后可延伸到后头部（但不侵犯后枕部），只是头顶部毛发弥散性稀少、脱落，它既不侵犯发际线，也不会发生光头；④皮脂溢出：PCOS产生过量的雄激素，发生高雄激素血症，使皮脂分泌增加，导致患者头面部油脂过多，毛孔增大，鼻唇沟两侧皮肤稍发红、油腻，头皮鳞屑多、头皮痒，胸、背部油脂分泌也增多；⑤男性化表现：主要表现为有男性型阴毛分布，一般不出现明显男性化表现，如阴蒂肥大、乳腺萎缩、声音低沉及其他外生殖器发育异常。在PCOS患者如有典型男性化表现应注意鉴别先天性肾上腺皮质增生、肾上腺肿瘤及分泌雄激素的肿瘤等。

多囊样改变：关于PCOS的超声诊断标准虽然进行了大量的研究，但仍众说纷纭，加上人种的差异，其诊断标准的统一更加困难。

其他：①肥胖：肥胖占PCOS患者的30%～60%，其发生率因种族和饮食习惯不同而不同。在美国，50%的PCOS妇女存在超重或肥胖，而其他国家的报道中肥胖型PCOS相对要少得多。PCOS的肥胖表现为向心性肥胖（也称腹型肥胖），甚至非肥胖的PCOS患者也表现为血管周围或网膜脂肪分布比例增加；②不孕：由于排卵功能障碍使PCOS患者受孕率降低，且流产率增高，但PCOS患者的流产率是否增加或流产是否为超重的结果还不清楚；③阻塞性睡眠窒息：这种问题在PCOS患者中非常常见，且不能单纯用肥胖解释，胰岛素抵抗较年龄、BMI或循环睾酮水平对睡眠中呼吸困难的预测作用更大；④抑郁：PCOS患者抑郁发病率增加，且与高体质指数和胰岛素抵抗有关，患者生活质量和性满意度明显下降。

激素检查：①性激素六项：包括黄体生成激素（LH）、促卵泡生成激素（FSH）、催乳激素（PRL）、孕酮（P）、睾酮（T）及雌二醇（E2）。PCOS患者常表现为LH升高，FSH正常或稍低，LH/FSH≥2～3，T升高或正常但有高雄激素临床表现（如多毛、痤疮等）；②抗米勒管激素（AMH）：AMH水平在PCOS患者中通常升高，与卵巢小卵泡数量增多有关，可用于辅助诊断。

代谢指标检查：①血糖及胰岛素水平：PCOS患者常伴有胰岛素抵抗和高血糖，因此需要进行口服葡萄糖耐量试验（OGTT）和胰岛素释放试验以评估糖代谢情况；②脂质代谢检查：包括甘油三酯、胆固醇等指标的检测，以评估患者的脂质代谢情况，因为PCOS患者也常存在血脂异常。

五、讨论分析

多囊卵巢综合征是一种常见的内分泌失调疾病，影响着众多女性的健康。通过一系列的检查手段，可以明确患者是否存在该疾病，并评估其病情严重程度，为后续的治疗提供科学依据。

血液检测可以了解患者的激素水平，特别是雄激素（如睾酮）的水平。高雄激素血症是多囊卵巢综合征的一个重要特征。同时，还可检测促黄体生成素（LH）和促卵泡生成素（FSH）的比例，以及雌二醇（E2）等性激素的水平。

通过口服葡萄糖耐量试验，医生可以了解患者对葡萄糖的代谢能力，从而评估其胰岛素抵抗的程度。

血脂检测有助于评估患者的代谢状态，并为其后续治疗提供依据。

在采集标本时应注意无菌操作，避免污染；同时，实验室应尽快出具检查结果，以便医生及时制定治疗方案。

由于多囊卵巢综合征可能导致患者产生焦虑、抑郁等心理问题，因此应给予患者必要的心理支持和心理疏导，帮助其树立战胜疾病的信心。

病例 56　卵巢子宫内膜异位囊肿

一、病例简介

患者，女，29岁。

主诉：发现巧克力囊肿4年，剥除术后1年，看结果。

现病史：末次月经2021年10月14日量少。未婚，有性生活史，2020年12月血CA125 165.8。

既往史：否认原发性高血压史。否认糖尿病史。否认心脏病病史。有手术外伤史。双侧卵巢子宫内膜异位囊肿剥除术。

个人史：否认疫区居留史，否认吸烟、饮酒史。

家族史：无高血压、心脏病等病史。

二、检查结果

2021年10月21日子宫46 mm×44 mm×58 mm，前倾，子宫形态正常，包膜光滑，宫壁实质回声均匀。宫颈前后径31 mm，内膜厚7 mm，宫腔线居中，内膜线无移位。CDFI：子宫未见异常血流信号。双侧卵巢增大，大小约51 mm×35 mm×38 mm（右）、47 mm×43 mm×40 mm（左），附件区均可探及多个无回声团，部分无回声区可见细密光点，最大为26 mm×22 mm（左）、25 mm×25 mm（右），边界清晰规整，有包膜。检查结果：子宫未见异常。双附件区多发囊性包块。请结合临床分析。

2021年10月21日AMH 2.49。

2021年10月31日CA125 164.20，肝肾功（-）。

三、诊断

卵巢子宫内膜异位囊肿复发。

四、知识扩展

卵巢子宫内膜异位症是子宫内膜异位症的一种常见类型，指的是子宫内膜组织在卵巢内生长形成的病症。这种疾病多发于育龄期女性，尤其是25～45岁的女性，常表现为痛经、月经异常、不孕等症状。

卵巢子宫内膜异位囊肿的确切病因尚不明确，但普遍认为与子宫内膜细胞的异位种植有关。正常情况下，子宫内膜在子宫腔内生长并周期性脱落，形成月经。但如果子宫内膜细胞通过输卵管进入盆腔，种植在卵巢表面或其他部位，随着月经周期的变化，这些异位的内膜也会出血，形成囊肿。此外，免疫系统功能异常、遗传因素和环境因素也可能与疾病的发生有关。

血液检查是初步诊断卵巢子宫内膜异位囊肿的重要手段，主要包括以下几个指标：CA125水平检测：CA125是一种糖蛋白抗原，在卵巢子宫内膜异位囊肿患者中，CA125水平通常升高。虽然CA125并非特异性指标，但在监测疾病活动性和治疗效果方面具有一定价值。血常规检查：通过检查白细胞、红细胞、血小板等指标，评估患者是否存在感染、贫血等情况。肝功能、肾功能检查：评估患者的重要器官功能，为治疗方案的制定提供依据。

组织病理学检查是确诊卵巢子宫内膜异位囊肿的依据。通过对囊肿壁进行活检，可以观察到子宫内膜腺体、间质以及出血等特征性改变，从而明确诊断。

其他检查：抗子宫内膜抗体检测：部分卵巢子宫内膜异位囊肿患者体内可检测到抗子宫内膜抗体，但其特异性不高，主要用于辅助诊断。性激素水平检测：通过检测雌激素、孕激素等性激素水平，可以评估患者的内分泌状况，为治疗方案的制定提供参考。

五、讨论分析

卵巢子宫内膜异位囊肿的生长和症状与多种因素有关，包括激素水平、免疫反应和遗传因素等。本例患者囊肿巨大且无明显症状，较为罕见，可能与患者体内激素水平变化及未进行定期体检有关。囊肿的大小和位置对其治疗方式的选择有重要影响，巨大囊肿的手术风险较高，且易复发。

卵巢子宫内膜异位囊肿的早期诊断和治疗对于改善患者预后至关重要。定期体检和妇科检查，尤其是对于育龄期女性，是预防和控制该疾病的关键。超声检查作为主要诊断手段，结合血清CA125检测和腹腔镜检查，可以有效提高诊断的准确性和及时性。对于已确诊的患者，应根据囊肿大小、症状严重程度和患者生育需求等因素，制定个体化的治疗方案，以降低复发风险，提高生活质量。

病例 57 不孕症

一、病例简介

患者，女，32岁，于2001年8月6日入院。

主诉：在2年前曾行人工流产1次。

现病史：患者，2001年8月6日初诊。主诉在2年前曾行人工流产1次，术后至今未孕。月经初潮15岁，平素月经周期25 d，经期6 d，末次月经7月4日，量中等，色红，无血块，无痛经史。

既往史：无痛经史。

个人史：无疫区、疫情、疫水接触史，无牧区、矿山、高氟区、低碘区居住史，无化学性物质、放射性物质、有毒物质接触史，无饮酒史，无旅游史。

家族史：否认家族遗传史。

二、检查结果

性激素六项：卵泡刺激素：12 IU/L。黄体生成素：8 IU/L。雌二醇：45 pg/mL。孕酮：0.5 ng/mL。睾酮：0.4 ng/mL。催乳素：15 ng/mL。

甲状腺功能：促甲状腺激素：2.5 uIU/mL。游离甲状腺素：1.2 ng/dL。游离三碘甲状腺原氨酸：3.5 pmol/L。抗苗勒氏管激素：2.1 ng/mL。

抗精子抗体、抗卵巢抗体、抗子宫内膜抗体均阴性。

三、诊断

不孕症。

四、知识扩展

不孕，即不孕症，既包括女性不孕，也包括男性不育。凡婚后未避孕、有正常性生活、夫妇同居1年而未受孕者，称为不孕症。未避孕而从未妊娠者称为原发性不孕症，曾有过妊娠而后未避孕连续一年未妊娠者称为继发性不孕症。

性激素检验是不孕症诊断中的重要环节。女性不孕症患者的性激素水平可以反映其内分泌状况，为诊断和治疗提供可靠的指标。常用的性激素指标包括促卵泡成熟激素（FSH）、促黄体生成素（LH）、催乳激素（PRL）、雌二醇（E2）和睾酮（T）。这些激素的分泌受到下丘脑-垂体-卵巢轴的调控，任何一个环节的障碍都可能导致激素分泌异常，从而引起不孕。

FSH和LH：由垂体前叶嗜碱性细胞分泌，FSH促进卵泡成熟，LH刺激卵泡成熟排卵并转变为黄体。在月经紊乱的不孕症患者中，约40%的患者FSH、LH值明显升高，提示卵巢功能衰竭或卵巢功能早衰；约10%的患者FSH、LH值小于正常，提示下丘脑-垂体功能障碍。

PRL：由垂体前叶嗜酸性细胞分泌，主要受下丘脑的催乳素释放因子和泌乳素释放因子调节。当PRL超出正常范围时，可引起月经紊乱而导致不孕。月经紊乱组的PRL明显高于正常组，提示下丘脑-垂体功能紊乱、垂体肿瘤或甲状腺功能低下。

E2和T：E2主要由卵巢分泌，参与卵泡生长和卵子成熟的调节；T由肾上腺和卵巢分泌，受LH调节。虽然月经紊乱组的E2和T值与正常对照组差异无统计学意义，但部分患者的E2值低于正常，T值高于正常，提示卵巢功能障碍或多囊卵巢综合征。

除了性激素检验外，不孕症的诊断还需要进行其他实验室检验，如免疫学检查、遗传学检查、微生物学检查等。

免疫学检查：免疫因素是不孕症的重要病因之一，如抗精子抗体、抗卵巢抗体、抗子宫内膜抗体等。免疫学检查可以检测这些抗体的存在，为免疫性不孕的诊断提供依据。

遗传学检查：遗传因素是导致不孕症的原因之一，如染色体异常、基因突变等。遗传学检查可以检测这些遗传物质的异常，为遗传性不孕的诊断提供依据。

微生物学检查：微生物感染是不孕症的常见原因之一，如淋病奈瑟菌、沙眼衣原体、支原体等。微生物学检查可以检测这些微生物的存在，为感染性不孕的诊断提供依据。

不孕症检验的注意事项：①选择正规医院：不孕症检验项目多、技术要求高，患者应选择正规医院进行检查，以确保检查结果的准确性；②遵循医嘱：患者在进行不孕症检验前，应详细咨询医生，了解检验项目的目的、方法、注意事项等，并严格遵循医嘱；③保持良好心态：不孕症检验过程中，患者应保持良好心态，避免过度紧张和焦虑，影响检验结果；④保护隐私：不孕症检验涉及个人隐私，患者应选择信誉良好的医院和医生，保护自己的隐私权。

五、讨论分析

不孕症的检验方法包括血清性激素检测、免疫学检查和遗传学检查等。这些检验方法各有其独特的优势和应用范围，可以为不孕症的诊断和治疗提供重要依据。在临床实践中，医生应根据患者的具体情况选择合适的检验方法，制定个性化的治疗方案，以提高不孕症的治疗成功率。

参考文献

[1]岳保红，杨亦青.临床血液学检验技术[M].武汉：华中科技大学出版社，2022.

[2]胡嘉波，朱雪明，许文荣.临床基础检验学[M].北京：科学出版社，2022.

[3]吕厚东，吴爱武.临床微生物学检验技术[M].武汉：华中科技大学出版社，2020.

[4]张灿，李云晖，王红.医学检验学[M].昆明：云南科技出版社，2020.

[5]刘元元.临床基础检验学[M].长春：吉林科学技术出版社，2020.

[6]张家忠，殷彦.血液学检验[M].西安：西北大学出版社，2021.

[7]褚婷婷，李志霞，李晓燕，等.现代临床检验[M].北京：科学技术文献出版社，
    2019.

[8]高原叶.实用临床检验医学[M].长春：吉林科学技术出版社，2019.

[9]李明洁.实用临床检验[M].沈阳：沈阳出版社，2020.

[10]刘玲.当代临床检验医学与检验技术[M].长春：吉林科学技术出版社，2020.

[11]马素莲.临床检验与诊断[M].沈阳：沈阳出版社，2020.

[12]张春艳.现代临床检验技术与临床诊断[M].北京：科学技术文献出版社，2019.

[13]刘晓蕾.精编临床检验与诊断[M].长春：吉林科学技术出版社，2020.

[14]冯善丽.实用常见病临床检验[M].哈尔滨：黑龙江科学技术出版社，2020.

[15]阮光萍.新编临床检验诊断学[M].天津：天津科学技术出版社，2020.

[16]胡文辉.实用临床检验学[M].昆明：云南科技出版社，2018.

[17]徐燕.现代临床检验医学[M].北京：科学技术文献出版社，2018.

[18]杨荷英.实用临床医学检验[M].上海：上海交通大学出版社，2018.

[19]于浩.临床医学检验技术[M].北京：科学技术文献出版社，2018.

[20]陌振国.医学检验技术与临床应用[M].北京：中国纺织出版社，2019.

[21]盛永慧.临床微生物检验技术[M].北京：科学技术文献出版社，2019.

[22]周九洲.临床检验与诊断新实践[M].北京：中国纺织出版社，2019.

[23]刘继国.现代临床检验技术与应用[M].天津：天津科学技术出版社，2019.

[24]王薇.现代临床检验技术与临床诊断[M].上海：上海交通大学出版社，2019.

[25]解元琳.实用临床检验技术与临床应用[M].长春：吉林科学技术出版社，2019.